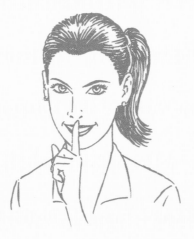

DELICIOSO Y SANO

Secretos simples para que sus hijos coman bien

por Jessica Seinfeld

Fotografías por **LISA HUBBARD** • Ilustraciones por **STEVE VANCE**

Diseño por **HEADCASE DESIGN**

Traducido del inglés por Rosana Elizalde

Producido por

MELCHER MEDIA

Publicado por

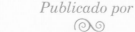

Una rama de HarperCollinsPublishers

Fotografías copyright © 2007 Lisa Hubbard
Ilustraciones copyright © 2007 Steve Vance

El libro original en inglés fue producido por

 MELCHER MEDIA

124 West 13th Street, New York, NY 10011
www.melcher.com

Diseño por Headcase Design
www.headcasedesign.com

Este libro fue publicado originalmente en inglés en el año 2007 por Collins, una rama de HarperCollins Publishers.

PRIMERA EDICIÓN RAYO, 2008

Library of Congress ha catalogado la edición en inglés.

ISBN: 978-0-06-165578-4

08   09   10   11   12   DIX/RRD   10   9   8   7   6   5   4   3   2   1

A Jerry, Sascha, Julian y Shepherd—
gracias por colmarme de amor
todos los días.

—J.S.

CONTENIDO

PRÓLOGO

Por la Dra. Roxana Mehran y el Dr. Mehmet Oz

SON LAS SIETE de la mañana y estoy a punto de llegar tarde a mi primera reunión de la mañana en el hospital, pero al mismo tiempo debo ocuparme de que mis tres niñas se preparen para la escuela y asegurarme de que su primera comida del día—el desayuno—sea saludable. ¿Están ingiriendo suficiente fibra y vitaminas? ¿Tienen demasiada grasa o azúcar los alimentos que ingieren? Luego, esa misma mañana, cuando atiendo a mi primera paciente, una mujer de treinta y cinco años, obesa y diabética, que está a punto de someterse a un procedimiento para reparar sus arterias bloqueadas, recuerdo cuán importante es proteger a mis hijas de las enfermedades cardíacas.

Mi colega y amigo, el Dr. Mehmet Oz, un cirujano cardiólogo de la Universidad de Columbia y promotor desde hace mucho tiempo de un estilo de vida saludable—así como también padre de cuatro niños—tiene las mismas preocupaciones para con su familia.

Como médicos que se ocupan de pacientes con enfermedades cardíacas, hemos visto y tratado demasiados pacientes jóvenes con arterias obstruidas a una edad demasiado temprana.

Nuestros pacientes con enfermedades cardíacas son más obesos y más jóvenes que nunca antes. Este patrón es alarmante y nuestros hijos corren el riesgo de vivir vidas más cortas que las de sus padres. Nosotros sabemos que estas enfermedades son prevenibles en gran medida a través de una dieta saludable y como médicos tenemos la tarea de educar y enseñarles a nuestros pacientes formas de mejorar sus vidas. Como padres, sabemos cuán importante es enseñarles a nuestros hijos buenos hábitos desde una temprana edad.

Irónicamente, la mayoría de la gente ya conoce los fundamentos básicos de una dieta saludable y la necesidad de comer más vegetales y frutas, así como evitar demasiado almidón, azúcar y grasa saturada. Sin em-

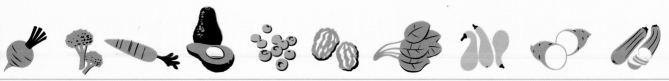

Remolachas Brócoli Zanahorias Aguacate Arándanos Ciruelas Pasas Espinaca Calabaza Batatas Calabacín

bargo, comer frutas y vegetales todos los días y romper hábitos alimenticios establecidos parecen ser los mayores desafíos que la gente afronta.

Lo cierto es que el consumo de vegetales es el principio básico de cualquier dieta, esté diseñada ésta para tratar problemas cardiovasculares, para personas diabéticas o para la pérdida de peso. Mientras este principio se cumple en las dietas vegetarianas, así como en la dieta Mediterránea y otras dietas de ciertas regiones del mundo no forma parte de nuestra cultura alimenticia. Y eso es desafortunado: los vegetales y las frutas contienen muchas vitaminas, minerales y fibra—nutrientes que fortalecen nuestros cuerpos y los ayudan a crecer de forma saludable.

Todos hemos tenido la experiencia de discutir con nuestros hijos para que comieran sus vegetales y la frustración producida por la misma es suficiente como para querer abandonar el intento. Ahí es donde *Delicioso y Sano* viene a cumplir su misión. Estas maravillosas recetas desarrollan en nuestros niños el gusto por los alimentos buenos y saludables, sin que ellos dejen de comer aquellas cosas que más les gustan. Más adelante, cuando crezcan, querrán vegetales saludables por sí mismos, ya que por años ¡ya los han estado ingiriendo!

Jessica Seinfeld va directamente al centro del problema: su implementación práctica. Ella simplifica el dilema de cómo comenzar al decirnos exactamente qué provisiones necesitamos en la cocina y enseñándonos trucos para preparar platos de un modo simple y eficiente. Las rutinas diarias no se alteran al conseguir que el tiempo dedicado a este esfuerzo sea mínimo. Está claro para nosotros que los beneficios claramente compensan con creces el trabajo que implica alimentar bien a tu familia.

Este libro nos ofrece una guía innovadora para la alimentación de nuestros hijos con alimentos saludables desde una edad temprana sin crear tensión extra para los padres ni para los niños. También habla de la búsqueda de una madre dedicada: la autora. Ella ha explorado cada solución posible para hacer lo correcto para su familia, y luego se sintió obligada a compartir sus gratificantes descubrimientos con el mundo. Ella ha hecho todo el trabajo y ahora nos podemos beneficiar de sus esfuerzos. Su idea simple y práctica—y su implementación efectiva—nos impresionaron. Esperamos que muchos otros padres lean este libro y guarden en su corazón la información que brinda para usarla cuando estén cocinando para sus familias.

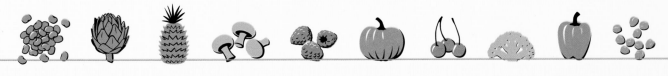

Frijoles Blancos   Alcachofa   Piñas   Champiñones   Frambuesas   Zapallo   Cerezas   Coliflor   Pimientos   Garbanzos

INTRODUCCIÓN

Había empezado a sentir terror a la hora de la comida.

Lo había intentado todo y, sin embargo, todos mis esfuerzos por alimentar bien a mi familia estaban siendo minados por una fuerza poderosa: los vegetales. La hora de la comida se reducía a un constante tire y afloje, en el que yo les suplicaba constantemente a mis hijos que comieran sus vegetales y ellos protestaban descontentos. En lugar de reír y divertirme con mi familia, me sentía irritada por el esfuerzo que hacía para que comieran alimentos que ellos consideraban "repugnantes." Ya no podía más. Sólo quería un poco de paz a la hora de comer.

Entonces, una noche mientras estaba preparando la cena, haciendo puré de calabaza para el bebé y macarrones con queso para el resto de nosotros, se me ocurrió la idea alocada de mezclar un poco del puré con los macarrones. Y así lo hice. Los colores iban bien, realmente no se podía distinguir la calabaza en los macarrones, y la textura era perfecta. De modo que incorporé un poco más, probando para asegurarme de que el sabor de la calabaza no predominara sobre el del queso. Sintiéndome un poquito culpable por estar haciendo algo a escondidas de mis hijos, incorporé suficiente calabaza como para sentirme satisfecha de estar dándoles una porción respetable de vegetales.

Y después contuve la respiración.

¡Funcionó! Los chicos, totalmente inocentes de mi engaño, arrasaron felices sus platos de comida. Yo no cabía en mí misma de la alegría. No podía dejar de sonreír sabiendo que mis hijos habían comido vegetales sin que yo dijera una palabra. Mi esposo Jerry se moría por saber a qué se debía mi sonrisa. Era la primera comida en mucho tiempo en que yo no había dicho, "Coman sus vegetales," ni siquiera una vez. Y eso fue un placer total.

No he pronunciado esa temida frase desde esa comida. Me he vuelto una experta

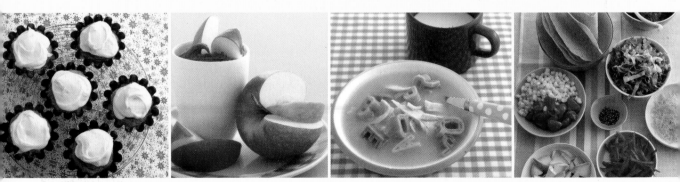

en ocultar purés de vegetales y otros alimentos saludables—que mis hijos no tocarían de otro modo—en todos sus platos favoritos. La familia está más feliz, y finalmente podemos disfrutar de nuestras comidas otra vez.

Desde que me convertí en madre, he descubierto que en gran parte ser padre o madre consiste en enfrentar desafíos *todo el tiempo*. Ya sea que trabajes afuera o te quedes en casa con tus hijos, ser padres es francamente difícil, y la hora de la comida a menudo es un momento de tensión desagradable. Todo lo que queremos es preparar comidas rápidas y nutritivas que nuestros hijos acepten comer. Pero después de una sola experiencia de ver a nuestro niño arrojar nuestros mejores esfuerzos al piso, o rehusarse a comer, sólo queremos darnos por vencidos. ¿A quién le sobra esa cantidad de tiempo, y de comida, como para desperdiciarlos?

Las recetas de *Delicioso y Sano* cambiaron esa ecuación para mí.

Este libro no es otra cosa que el resumen de las habilidades de una mamá para resolver un problema. Todos tenemos fórmulas prácticas y la sabiduría que aprendemos de nuestras madres, de amigos y del mejor maestro de todos: el fracaso; pero no hay razón para que todos tengan que repetir los mismos errores. Tú deberías saber que por cada receta de este libro, he probado otras diez que a nadie— y de verdad te digo que a *nadie*—le gustaron. He sobrevivido a las catástrofes para que ahora tú no tengas que sufrirlas.

No soy una chef profesional ni mucho menos, y estas recetas no requieren ningún entrenamiento ni conocimiento de cocina en absoluto. Cada una ha sido probada, incansablemente, por mis propios hijos y por otras familias con niños pequeños. Y cuando encontré las claves que funcionaban para mí, busqué el apoyo y la ayuda de una chef a la que le gusta cocinar para niños pequeños, Jennifer Iserloh, para desarrollar mi investigación y convertirla en recetas prácticas que cualquier familia pudiera disfrutar.

He elegido platos de los cuales estoy segura que tanto los padres como sus hijos les gustarán porque ya a los chicos les encantan: macarrones con queso, tacos, trozos de pollo, pizza, crepes y *brownies*. Las recetas fueron concebidas para que fueran rápidas y fáciles, y la mayoría de ellas se logran en treinta minutos o menos, con sólo cinco a veinte minutos de trabajo real. (El tiempo total de cocción, así como el tiempo de preparación, están especificados arriba de cada receta.) Y todas ellas se ajustan a los rigurosos estándares de nutrición del experto en nutrición Joy Bauer.

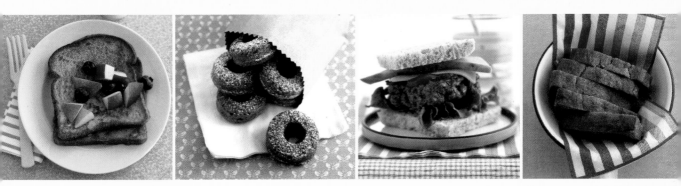

Pero si hay algo que he aprendido tanto de cocinar estas recetas como de criar a tres niños voluntariosos, es esto: procurar la buena nutrición de tu familia requiere mucho más que sólo la habilidad de seguir una receta. Para hacer que todas las comidas (o casi todas las comidas) sean saludables, necesitas un sistema que funcione para el estilo de vida de tu familia.

De modo que, además de las comidas simples y deliciosas para los chicos que aparecen aquí, también encontrarás consejos y sugerencias de otros padres con niños pequeños que podrían inspirarte y ayudarte en *tu* propia casa.

La organización es la clave: estar preparada hace que tu tiempo preciado rinda al máximo y te dará confianza para cocinar. De modo que antes de que siquiera llegues a las recetas, he elaborado una estrategia para reunir una colección de utensilios de cocina imprescindibles; para proveer la despensa de tu cocina de modo que siempre tengas los ingredientes básicos a mano y, por supuesto, para hacer los purés. Una vez que tengas tu cocina en orden, descubrirás que cocinar es la parte divertida y fácil de esta nueva rutina.

También he recibido consejos de dos expertos en la crianza de niños, Jean Mandel-baum y Pat Shimm, y he incluido su sabiduría en forma de consejos a través de todo el libro. Verás que soy el tipo de mamá a quien le gustan las reglas—trabajo mejor con una estructura—así que te daré las reglas que yo uso en mi casa. Es lo que funciona para mí, pero por supuesto los mejores métodos son los que funcionan para ti y tu familia.

El día que Jerry y yo llegamos a casa del hospital con nuestra primera niña Sascha, nos miramos el uno al otro y dijimos, "Bueno, y ahora ¿qué?" No teníamos idea de qué estábamos haciendo, nos sentíamos totalmente desorientados. ¡No podíamos creer que nos hubieran permitido llevárnosla a casa! Pero no hay recetas para ser padres y me he pasado los últimos seis años tratando de aprenderlo todo, resolviendo problemas y apagando fuegos. Me doy cuenta en estos días que realmente disfruto de resolver problemas típicos que se les presentan a todos los padres—no me preocupa equivocarme de vez en cuando para encontrar una solución mejor.

Espero que este libro te dé la misma confianza, o al menos, te garantice que nunca tengas que oírte a ti misma decir, "¡Come tus vegetales!" Pero más que nada, espero que *Delicioso y Sano* te dé las herramientas que necesitas para darle a tu familia comidas buenas, saludables y armoniosas.

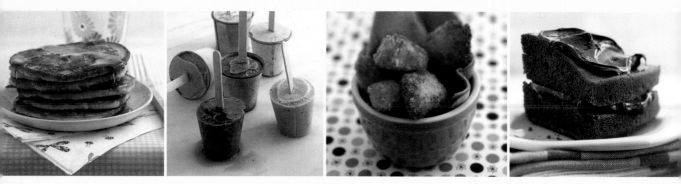

CAMBIANDO HÁBITOS A TRAVÉS DE UN ENGAÑO AMOROSO

¿**N**O SERÍA GENIAL que los niños llegaran al mundo con el deseo innato de comer los alimentos adecuados?

Existen demasiadas opciones alimenticias—muchas de ellas no saludables—que hacen que sea imposible para los chicos distinguir lo bueno de lo malo. Es nuestra decisión como padres elegir por ellos, al menos hasta que puedan comprender las cosas por sí mismos.

Y no es realista no tomar en cuenta sus aversiones a ciertos alimentos. Forzar a tus hijos para que coman alimentos que detestan sólo logrará reforzar su desagrado.

Ahí es donde un poquito de engaño amoroso viene muy bien. *Delicioso y Sano* les permite a los padres darles a sus chicos lo que ellos quieren y lo que necesitan al mismo tiempo. Reconoce los alimentos que a tus hijos genuinamente no les gustan sin eliminarlos de su dieta. Te brinda la posibilidad de ejercer un justificado control sobre lo que tus hijos comen sin provocar las luchas habituales. Y lo más importante, es una forma de darles a tus hijos un punto de partida hacia una buena alimentación de modo que crezcan y coman alimentos más sanos a lo largo de sus vidas.

Exactamente del mismo modo que las mejores lecciones son las que no se enseñan, las mejores soluciones en la crianza son las que construyen buenos hábitos—invisiblemente. Quiero que mis chicos asocien el alimento y el momento de comer con la felicidad y la conversación, no con conflictos y luchas de poder. Con una simple estrategia, puedes hacer que la lucha de qué comerán y no comerán tus hijos desaparezca de la mesa.

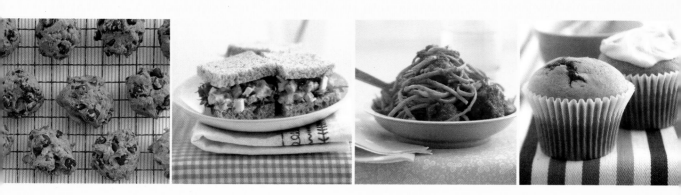

Les Presento a mis
ASESORES DE COCINA

Jessica

Hola, soy **JESSICA**, y aquí les presento a mis asesores de cocina. Mis tres hijos son mis degustadores oficiales de recetas. Son mis críticos más exigentes. Si ellos aprueban, tengo la seguridad de que tus degustadores lo harán también. También he probado estas recetas con sus amiguitos y primos que vienen a casa, algunos de los cuales son difíciles de complacer.

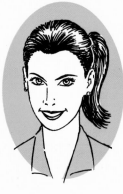

Sascha

SASCHA, nuestra hija mayor, tiene seis años y es mi degustadora más exigente. En realidad, es prácticamente imposible de complacer. Pareciera que desde su nacimiento sabe exactamente qué le gusta comer. Se aproxima vacilante y aprensiva a la comida y rara vez prueba algo nuevo. Los dulces son la excepción y probará cualquier cosa que, aunque sea remotamente, se parezca a un postre.

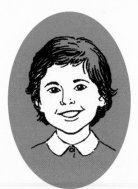

Julian

JULIAN, nuestro hijo del medio, tiene cuatro años. Le gusta comer si su hermana mayor no está cerca ejerciendo influencia sobre él. Cuando está solo, come gustoso lo que se le presenta, pero cuando está con Sascha, come sólo lo que a ella le gusta. Entonces, de repente, aun cuando he cocinado algo que sé que le gusta, empuja su plato y dice: "No me gusta esto." Y en ese momento tengo no uno, sino dos chicos que no están comiendo y con quienes tendré que pasar el resto de la comida negociando.

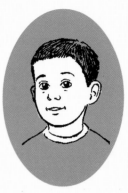

Shepherd

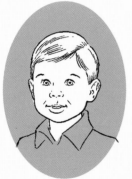

SHEPHERD, nuestro "bebé," tiene dos años y le fascina comer. Come cualquier cosa. CUALQUIER COSA. Come hasta hartarse. La primera palabra que pronunció fue "esa," que en su idioma de bebé quería decir: "Quiero ESA comida, la que está en tu plato."

Jerry

A mi esposo **JERRY** le encanta comer. Le gusta comer vegetales y cualquier comida saludable que yo prepare. De hecho, él está de acuerdo con más o menos todo lo que suceda a su alrededor, lo que constituye una de las muchas razones que lo hacen un esposo genial. Y es un degustador maravilloso porque, a diferencia de los niños, dice otras cosas además de "Uy, no, esto es asqueroso."

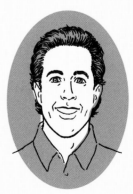

EL PROGRAMA

La organización hará que tu vida sea mucho más fácil. Sigue estos cuatro
pasos para preparar comidas saludables para tu familia.

①	②	③	④
Equipa tu cocina con utensilios que hagan que cocinar sea más fácil. (página 18)	Provee tu despensa con los ingredientes básicos que usarás una y otra vez. (página 22)	Haz los purés, unos cuantos a la vez, y después divídelos y ponlos en el congelador para usarlos en las recetas. (página 24)	Las recetas. ¡El plan ya comienza! (página 43)

Si has leído hasta aquí, estás listo o lista para la acción. De modo que aquí va mi plan.

Para alentar a tu familia a que coma mejor, necesitarás hacer algunos cambios en la forma en que cocinas. El primer paso es preparar una cantidad de purés simples de frutas y vegetales. De manera rápida y eficiente aprenderás a preparar, cocinar y racionar los purés. Después esos purés estarán disponibles para el uso cuando se los requiera, exactamente igual que cualquier otro ingrediente de mis recetas.

Al cambiar mis propios hábitos de cocina me di cuenta de que necesitaba volver a calibrar mi mente, necesitaba un enfoque sistemático para organizarme. Y voy a mostrarte mi sistema de modo que tú puedas arreglar las cosas en tu propia casa para que cocinar sea lo más simple posible.

Teóricamente, puedes hacer un puré cuando lo necesitas, es decir, justo antes de preparar la receta en la que se lo usa. Te diré, sin embargo, que no funciona de ese modo en mi casa. Si puedo abrir el congelador y sacar una porción de puré de calabaza, mis niños estarán comiendo macarrones con queso veinte minutos más tarde, ya sea que haya agregado la calabaza a mi propia receta o a una mezcla de paquete. Si el puré de calabaza no está listo, para mí significa volver a "Come tus vegetales."

Piensa que soy tu entrenadora en la cocina. Quisiera alentarte a que pases aproximadamente una hora por semana preparando los purés de modo que siempre los tengas a mano. Ciertamente no *querrás* hacerlo todas las semanas (¿cuántas veces quieres realmente ir al gimnasio?), pero descubrirás que vale la pena. Cuando el cambio empieza a darse, apenas notarás los 2 a 5 minutos extra que lleva hacer un puré, y encontrarás cada vez más retacitos de tiempo para prepararlos. Hacer puré se convertirá en un hábito como cualquier otro.

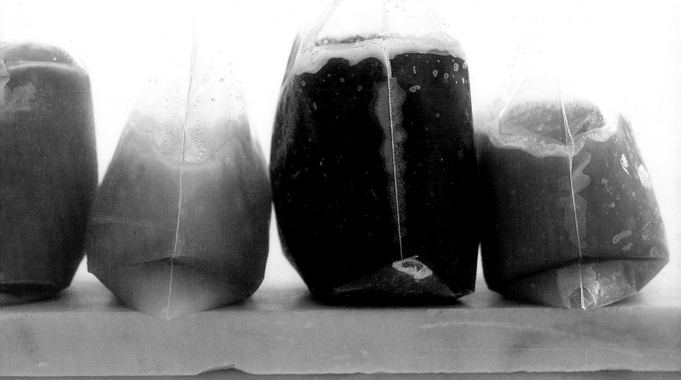

EQUIPA TU COCINA

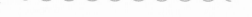

*Hay algunos elementos especiales que te ayudarán a convertirte
en un chef de puré eficiente y hábil.*

Es útil tener tanto artefactos eléctricos grandes (como una procesadora o una licuadora de tamaño estándar) como pequeños (como una mini procesadora o un Magic Bullet); la procesadora es mejor para hacer grandes cantidades de puré, pero si estás haciendo puré para sólo un plato, una mini trituradora es mejor.

PARA COCINAR AL VAPOR	PARA HACER PURÉ
Olla eléctrica para arroz, vaporera plegable u olla para pasta con una canasta escurridora.	*Procesadora, Magic Bullet o licuadora para hacer puré o cortar*

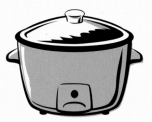

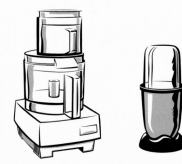

De las tres, mi favorita es la olla eléctrica **para arroz** porque puedo poner el reloj y la vaporera se apaga automáticamente. Yo puedo irme y hacer otras cosas en la casa y el timbre me llama de vuelta a la cocina cuando los vegetales están listos.

A algunas personas les gusta usar una licuadora pero yo prefiero una **procesadora** o un **Magic Bullet** (mi esposo la compró en una promoción televisiva que apareció tarde en la noche y yo la amo) para cortar y hacer puré porque los purés salen un poquito más suaves.

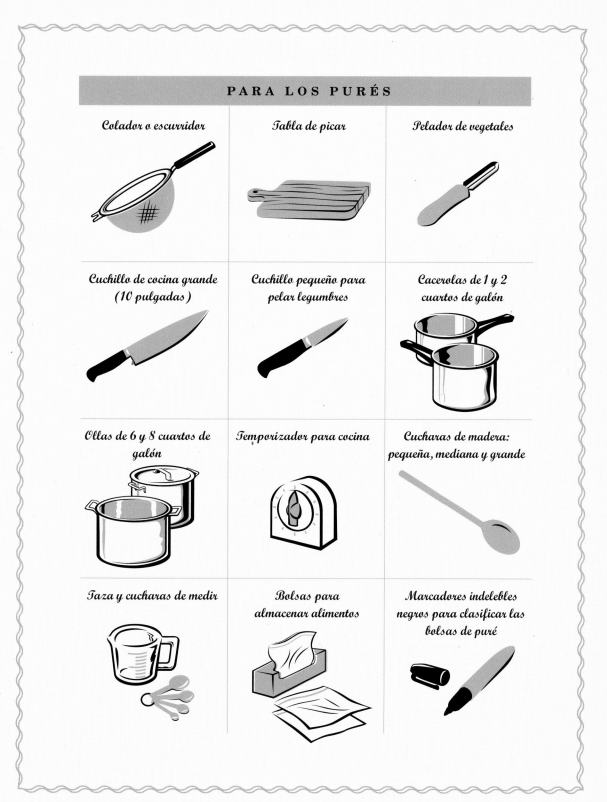

PARA LOS PURÉS

Colador o escurridor	Tabla de picar	Pelador de vegetales
Cuchillo de cocina grande (10 pulgadas)	Cuchillo pequeño para pelar legumbres	Cacerolas de 1 y 2 cuartos de galón
Ollas de 6 y 8 cuartos de galón	Temporizador para cocina	Cucharas de madera: pequeña, mediana y grande
Taza y cucharas de medir	Bolsas para almacenar alimentos	Marcadores indelebles negros para clasificar las bolsas de puré

OTROS ELEMENTOS ÚTILES PARA COCINAR

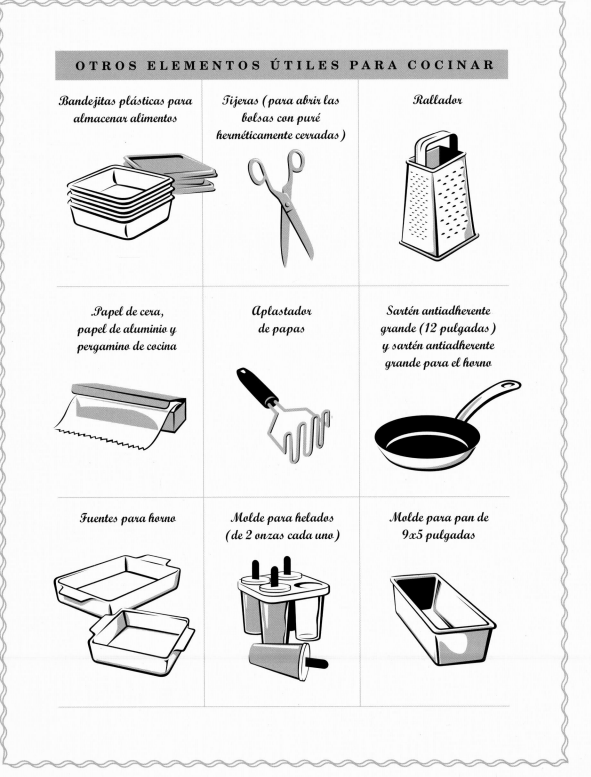

Bandejitas plásticas para almacenar alimentos

Tijeras (para abrir las bolsas con puré herméticamente cerradas)

Rallador

.Papel de cera, papel de aluminio y pergamino de cocina

Aplastador de papas

Sartén antiadherente grande (12 pulgadas) y sartén antiadherente grande para el horno

Fuentes para horno

Molde para helados (de 2 onzas cada uno)

Molde para pan de 9x5 pulgadas

PARA HORNEAR

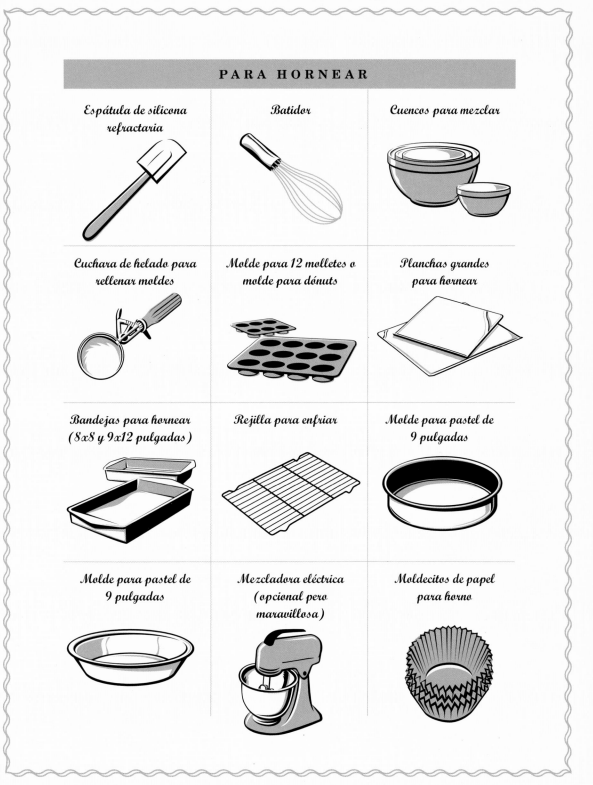

Espátula de silicona refractaria	Batidor	Cuencos para mezclar
Cuchara de helado para rellenar moldes	Molde para 12 molletes o molde para dónuts	Planchas grandes para hornear
Bandejas para hornear (8x8 y 9x12 pulgadas)	Rejilla para enfriar	Molde para pastel de 9 pulgadas
Molde para pastel de 9 pulgadas	Mezcladora eléctrica (opcional pero maravillosa)	Moldecitos de papel para horno

PROVEE TU DESPENSA

PERECEDEROS

- Huevos grandes
- Margarina para untar libre de grasas trans
- Crema agria baja en grasa
- Yogur sin sabor o griego, bajo en grasa
- Mayonesa baja en grasa
- Quesos mozzarella y cheddar, bajos en grasa
- Queso parmesano
- Suero de leche bajo en grasa (1 por ciento)
- Queso crema bajo en grasa
- Queso cottage bajo en grasa
- Leche descremada
- Germen de trigo
- Harina de semillas de lino

ESPECIAS

- Sal
- Pimienta recién molida
- Pimienta de Jamaica
- Albahaca seca
- Chile en polvo
- Canela
- Clavos de olor molidos
- Comino molido
- Ajo en polvo
- Nuez moscada entera o molida
- Cebolla en polvo
- Pimentón dulce
- Especia para pastel de zapallo
- Tomillo seco

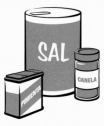

GRANOS Y DEMÁS

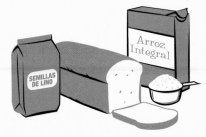

- Pan integral
- Arroz integral
- Couscous
- Pastas (preferentemente integral o multicereal) tales como penne, macarrones, alfabeto y espaguetis
- Fideos para lasaña listos para usar
- Tortillas de trigo integral

PARA HORNEAR

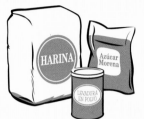

- Harina de trigo integral
- Harina para todo uso
- Avena enrollada e instantánea
- Azúcar granulada
- Azúcar glasé
- Azúcar morena y rubia

- Chocolate para hornear semidulce o semiamargo
- Chispas de chocolate semidulce
- Chocolate en polvo no endulzado
- Melaza
- Extracto de vainilla puro
- Extracto de limón puro
- Puré de manzana natural
- Albaricoques, ciruelas y cerezas secos
- Pacanas y nueces picadas

- Maicena
- Aceite vegetal o de canola
- Bicarbonato de sodio
- Levadura en polvo
- Mezcla ya preparada para hacer pasteles (de huevo, de chocolate y *brownie*)
- Mezcla instantánea para hacer panqueques
- Galletas integrales bajas en grasa
- Malvaviscos

EN EL GABINETE

- Aceite de oliva
- Atomizador de aceite vegetal
- Mantequilla de maní natural (a mí me encanta la marca Peanut Butter & Co., que se vende en la mayoría de los supermercados grandes o gourmet)
- Caldo de pollo bajo en grasa y en sodio
- Caldo de carne de res bajo en grasa y en sodio
- Tomates en lata, en puré y enteros

- Garbanzos en lata
- Remolachas en lata
- Frijoles blancos en lata
- Frijoles rojos en lata
- Zapallo compacto (no la mezcla ya preparada para pastel de calabaza)
- Piña en trozos (envasada en su jugo)
- Salsa para pasta embotellada de buena calidad
- Coco sin endulzar
- Pan rallado: panko, de trigo integral estilo italiano y normal

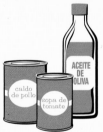

- Vinagre balsámico
- Salsa de soja baja en sodio
- Salsa Worcestershire baja en sodio
- Jarabe de arce puro
- Miel
- Ketchup
- Cebollas
- Ajo

LOS PURÉS: CÓMO HACERLOS

Paso 1

Reserva un tiempo cada semana.

Planifica ir de compras a la verdulería a comprar todas las frutas y vegetales que necesitas para preparar los purés de una semana. Además, planifica pasar una hora por semana haciendo los purés. Yo tengo una cita permanente con mi esposo en la cocina todos los domingos en la noche después de que los chicos se han ido a dormir. Este tiempo nos sirve para ponernos al día y para planificar la semana que tenemos por delante, mientras yo preparo los purés (realmente sólo lleva una hora hacer una tonelada de purés). Y cuando termino me siento muy virtuosa.

¿Qué vegetales comprarás? Piensa cuáles podrían llegar a comer tus hijos. Si son muy quisquillosos con los vegetales verdes, yo sugeriría empezar con coliflor, calabaza, calabacín y calabaza amarilla porque son más fáciles de disimular.

Y ¿qué cantidad? Comienza con una libra de cada vegetal, o una cabeza de coliflor o una calabaza. Una vez que tengas un acopio de purés en tu congelador puedes simplemente reponer de acuerdo a como sea necesario cada semana.

También puedes aprovechar unos minutitos aquí y allá en otros momentos de la semana, por ejemplo: cuando tengo el horno encendido para hacer pan o pasteles aprovecho para poner un par de batatas para asar al mismo tiempo con lo que sea que esté cocinando.

Paso 2

Prepara los vegetales y las frutas.

1 Lava los vegetales y las frutas y escúrrelos en un colador.

2 Extiende una hoja de papel de cera, un paño de cocina o recicla una bolsa de supermercado de papel (cortándola de tal modo que la puedas abrir toda) para juntar los recortes que no se usarán.

3 Prepara los vegetales y las frutas tal como lo indican las instrucciones que comienzan en la página 28.

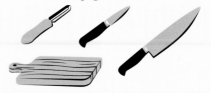

• A veces, en lugar de usar vegetales frescos, uso vegetales congelados o simplemente abro una lata. Las remolachas o la piña en lata, por ejemplo, producen muy buenos purés (compra piña que esté envasada en jugos naturales, no almíbar). Escurre los vegetales y las frutas antes de hacer el puré.

· Si estoy realmente apurada, a veces uso vegetales frescos ya cortados de los que se venden en el supermercado. Revisa que luzcan frescos, no secos o descoloridos.

4 Recuerda que lo bueno acerca de las frutas es que no necesitan cocción. En ciertas recetas, incluso los vegetales no necesitan cocción, sino que deben ser picados en trocitos finos dentro de la procesadora. Verás que he señalado esto en los encabezamientos de las recetas siempre que sea posible.

Paso 3

Cocina los vegetales.

Cocinar al vapor es una forma excelente de cocer los vegetales porque conservan sus nutrientes. Puedes usar una olla eléctrica para arroz, una canasta para cocinar al vapor plegable o una olla para pasta con escurridor.

1 Pela, recorta lo que no se usa y corta los vegetales tal como lo muestran los cuadros de la página 28.

2 Pon aproximadamente 1 pulgada de agua en una olla. Agrega una canasta

para cocer al vapor (sin los vegetales), cubre y haz que hierva el agua. (O sigue las instrucciones que vienen con la vaporera para cocer arroz).

· Si no tienes ningún otro tipo de recipiente para cocinar al vapor, puedes incluso usar una cacerola: pon ½ pulgada de agua en la cacerola y llévala al punto de hervor, agrega los vegetales, cubre y deja que se cocinen al vapor. Pero ten cuidado, el agua se evapora rápidamente; si esto sucede, los vegetales pueden quemarse.

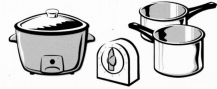

3 Pon los vegetales en la canasta de la vaporera—hasta en una doble capa se cocerán bien—cubre y deja que se cocinen al vapor tantos minutos como se recomienda en la página 28.

· Si estás cocinando al vapor varios tipos de vegetales, comienza cada tanda con agua nueva. Particularmente con los vegetales verdes, el agua usada en la cocción al vapor se pone amarga y hará que los vegetales se pongan amargos también.

4 Cuela los vegetales en un escurridor.

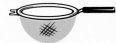

Asar es un modo fácil de cocinar batatas, remolachas y calabaza. Simplemente arroja los vegetales sin pelar al horno, pon el temporizador y olvídate mientras vas a revisar tu correo electrónico o haces un fuerte con tus chicos.

1 Precalienta el horno a 400°F.

2 Prepara los vegetales tal como se recomienda en la página 28, ponlos en una plancha para horno revestida en papel aluminio y ásalos hasta que estén tiernos.

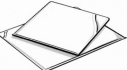

3 Sácalos del horno y espera hasta que estén lo suficientemente fríos como para tomarlos con la mano. Luego pela las remolachas o remueve la pulpa de la batata o la calabaza de su cáscara con una cuchara—debería desprenderse con suma facilidad.

Cocinar en el microondas es rápido y no requiere de ningún equipo de cocina especial. Dado que todos los microondas son diferentes, es imposible dar tiempos de cocción absolutos, pero le tomarás el tiempo rápidamente luego de un par de pruebas.

1 Pela y corta los vegetales.

2 Pon los vegetales en un recipiente de vidrio o cerámica (¡nunca de metal!). Agrega 2 cucharadas de agua. Cubre suavemente con papel transparente para microondas, una tapa para microondas o con papel de cera.

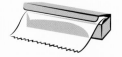

3 Prueba cocinar 1 minuto a la vez hasta que los vegetales estén tiernos cuando se los pincha con la punta de un cuchillo.

Paso 4

Haz el puré.

1 Pon los vegetales y las frutas en una procesadora o licuadora, asegura la tapa, presiona el botón de encender y deja que se haga puré hasta que esté suave y cremoso. Generalmente, toma alrededor de dos minutos.

• Aplasta las bananas y los aguacates con un tenedor antes de hacerlos puré.

• Usa una procesadora de tamaño estándar para grandes cantidades de puré; una mini trituradora funciona mejor para las cantidades pequeñas.

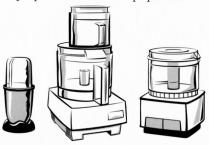

2 Puede ser que necesites agregar más o menos una cucharadita de agua a la coliflor, las zanahorias y al brócoli para obtener un puré suave y cremoso.

3 Deja que los purés que están calientes se enfríen.

Paso 5

Divide en porciones y conserva en bolsas.

1 Divide los purés en porciones de ½ taza (a veces yo hago porciones de ¼ taza, dependiendo de la receta) y empaquétalos en bolsas plásticas herméticamente cerradas si planeas utilizar el puré en unos pocos días (o en bolsas para congelador para almacenarlos por más tiempo).

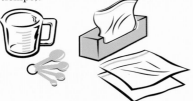

2 Usa un marcador negro indeleble para clasificar cada bolsa con el tipo y la cantidad de puré que contiene y la fecha. Por ejemplo: ½ taza de espinaca, 9/24/07.

3 Pon en el refrigerador los purés que serán usados en el próximo par de días; pon el resto en el congelador.

• Yo uso bandejitas plásticas para almacenar tanto en el refrigerador como en el congelador para sostener las bolsas de purés. Las bolsas se mantienen más organizadas y es más fácil saber cuáles hay que usar primero.

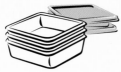

Paso 6

¡Cocina!

Ahora que tienes tu cocina y la despensa bien provista, estás lista o listo para usar las recetas que comienzan en la página 43.

1 Lee rápidamente las recetas y elige los purés que necesitas.

2 Siempre usa los purés más viejos (revisa la fecha) primero.

3 Descongela las bolsas de puré en el microondas (el tiempo dependerá de tu microondas) o sumérgelas en un cuenco de agua caliente hasta que el puré esté blando.

4 Corta con una tijera una esquina de la bolsa para extraer el puré.

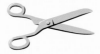

5 Usa los purés exactamente igual a cualquier otro ingrediente—en mis recetas o mezclados en alimentos preparados para incrementar instantáneamente el contenido nutricional. (Por ejemplo, puedes fortificar un tarro de salsa para pasta con casi cualquiera de los purés— agrega el puré gradualmente, probando y controlando el color a medida que lo haces. Tú sabes lo que tus chicos van a comer.)

CÓMO HACER LOS PURÉS DE VEGETALES

Aguacates

Preparación: Corta por la mitad a lo largo del aguacate, clava la hoja de un cuchillo de cocina en la semilla, gírala para que se afloje y sácala. Saca la pulpa de la cáscara.

Puré: En un cuenco aplasta bien con un tenedor hasta que esté muy suave, después hazla puré en una procesadora o licuadora por aproximadamente 2 minutos. Cuando la embolses para conservar, saca el aire de la bolsa y luego ciérrala herméticamente.

Remolachas

Preparación: Déjalas enteras (corta cualquier tallo de más de 1 pulgada) y sin pelar.

Cocción: Envuélvelas en papel de aluminio y ásalas a 400° F por aproximadamente 1 hora (están listas cuando pueden ser perforadas con la punta de un cuchillo).

Puré: Después de pelarlas, ponlas en una procesadora o licuadora por aproximadamente 2 minutos.

Brócoli

Preparación: Córtalo en cogollitos.

Cocción: Cocer al vapor aproximadamente de 6 a 7 minutos. Los cogollitos deberían estar tiernos pero todavía verde brillante (si se ponen de color verde oliva significa que se han recocido).

Puré: Pon los cogollitos en una procesadora o licuadora por aproximadamente 2 minutos. Agrega algunas cucharaditas de agua si es necesario para lograr una textura suave y cremosa.

Calabaza

Preparación: Quítale el tallo, corta la calabaza en mitades longitudinales y raspa para sacar las semillas.

Cocción: Asa las mitades en una bandeja de horno, con el lado de la pulpa hacia abajo, a 400° F de 45 a 50 minutos.

Puré: Saca la pulpa y hazla puré en una procesadora o licuadora por aproximadamente 2 minutos.

Zanahorias

Preparación: Pélalas, córtales los extremos y córtalas en trozos de 3 pulgadas.

Cocción: Cocer al vapor de 10 a 12 minutos.

Puré: Ponlas en una procesadora o licuadora por aproximadamente 2 minutos, con algunas cucharaditas de agua si es necesario para obtener una textura suave.

Coliflor

Preparación: Separa los cogotillos y desecha el corazón.

Cocción: Cocer al vapor de 8 a 10 minutos.

Puré: Ponlos en una procesadora o licuadora por aproximadamente 2 minutos, con algunas cucharaditas de agua si es necesario para lograr una textura suave y cremosa.

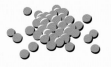

Arvejas

Preparación: ¡Ninguna para las arvejas congeladas!

Cocción: Cocer al vapor las arvejas congeladas por aproximadamente 2 minutos; si están descongeladas, reduce el tiempo de cocción al vapor entre 30 y 60 segundos.

Puré: Ponlas en una procesadora o licuadora por aproximadamente 2 minutos, hasta lograr una textura muy suave y cremosa. Agrega agua si es necesario.

Pimientos Rojos

Preparación: Corta el pimiento por la mitad. Saca el tallo, las semillas y la membrana blanca.

Cocción: Cocer al vapor de 10 a 12 minutos.

Puré: Ponlos en una procesadora o licuadora por aproximadamente 2 minutos hasta lograr una textura suave.

Espinaca

Preparación: Ninguna preparación para la espinaca tierna. Para la espinaca madura, pliega las hojas a lo largo por la mitad con el pecíolo hacia fuera, luego desprende el pecíolo de la hoja.

Cocción: Cocer al vapor de 30 a 40 segundos o en una sartén con una cucharada de agua por aproximadamente 90 segundos o simplemente hasta que las hojas se pongan mustias y se encojan.

Puré: Ponla en una procesadora o licuadora por aproximadamente 2 minutos hasta lograr una textura suave y cremosa.

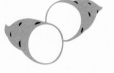

Batatas

Preparación: No las peles. Córtalas en cuartos, si las cocinarás al vapor. Déjalas enteras si las cocinarás al horno.

Cocción: Cocer al vapor de 40 a 45 minutos. Ásalas a 400° F de 50 a 60 minutos.

Puré: Saca con una cuchara la pulpa y hazla puré en una procesadora o licuadora.

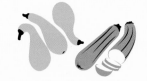

Calabacín y Calabaza de Verano

Preparación: Corta y desecha las puntas y corta lo que queda en trozos de 1 pulgada.

Cocción: Coce al vapor de 6 a 8 minutos.

Puré: Ponlos en una procesadora o licuadora por aproximadamente 2 minutos hasta lograr una textura suave.

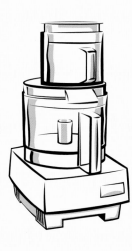

CÓMO HACER LOS PURÉS DE FRUTAS

Manzanas

Preparación: Pueden pelarse o no. Córtalas en cuartos y sácales el centro.

Puré: Ponlas en una procesadora o licuadora por aproximadamente 2 minutos.

Bananas

Preparación: Usa bananas maduras para obtener el puré más suave y dulce. Pélalas.

Puré: Aplasta con un tenedor sobre una tabla de picar (las bananas se resbalan si intentas triturarlas en un cuenco) y luego conviértelas en puré en una procesadora o licuadora por aproximadamente 2 minutos.

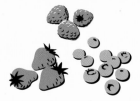

Arándanos, Frambuesas y Fresas

Preparación: Descongélalas si están congeladas. Corta o arranca los tallos de las fresas.

Puré: Ponlas en una procesadora o licuadora por aproximadamente 2 minutos.

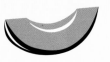

Melón

Preparación: Corta el melón por la mitad, saca las semillas y córtalo en forma de cuñas quitándole la corteza.

Puré: Ponlo en una procesadora o licuadora por aproximadamente 2 minutos.

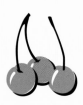

Cerezas

Preparación: Si son frescas, quítales el pedúnculo y extrae el carozo con un saca carozos. Si están congeladas, descongélalas.

Puré: Ponlas en una procesadora o licuadora por aproximadamente 2 minutos.

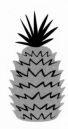

Piña

Preparación: Córtale el pedúnculo. Quítale la corteza, cortando lo suficientemente profundo como para sacar los "ojitos" espinosos. Córtala a lo largo en cuartos, desecha el centro y corta en trozos.

Puré: Ponla en una procesadora o licuadora por aproximadamente 2 minutos.

Lo Básico: Cocinar Arroz, Pasta, Pollo y Carne de Res

Algunas de las recetas de este libro requieren un conocimiento básico de cómo cocinar arroz y pasta. Aquí van indicaciones para refrescarles la memoria.

Cocinar arroz

Yo uso arroz integral, que todavía tiene intactos el salvado y la cascarilla, y es rico en nutrientes. Si estás usando arroz blanco, utiliza 1⅓ taza de agua y el tiempo de cocción debe ser de 15 a 18 minutos. Puedes mezclar el arroz blanco y el integral para facilitar la transición de tu familia hacia el consumo de arroz integral.

Sobre la estufa

1 Poner una taza de arroz integral, 1¾ taza de agua y una pizca de sal en una cacerola.
2 Cuando el agua comience a hervir se debe cubrir y reducir a fuego lento hasta que el arroz esté tierno y toda el agua se haya absorbido, de 30 a 40 minutos.
3 Apagar el fuego y dejar reposar, tapado, por 5 minutos.

En una olla eléctrica para arroz:

Hay varias marcas de ollas eléctricas para arroz en el mercado. Sigue las instrucciones que vienen con tu olla.

Cocinar pasta

La pasta integral puede ser demasiado "oscura" para algunos chicos. Mézclala con pasta multicereal o de sémola y gradualmente ve pasando a la pasta integral sola.

1 Hervir agua con sal en una olla grande a fuego alto.
2 Agregar la pasta y cocinar de acuerdo a las indicaciones del paquete hasta que esté al dente.
3 Colar la pasta con cuidado (ten precaución porque puedes salpicar agua caliente) en un escurridor.

Hacer puré de pollo y de carne de res

Puedes incluir pollo o carne de res a escondidas en la comida de tus hijos si los haces puré primero.

1 Condimentar con sal y pimienta una pechuga de pollo deshuesado o un bistec de carne de res.
2 Rocear una sartén grande antiadherente con un atomizador vegetal y calentar sobre fuego mediano. Cuando la sartén esté caliente, agregar una cucharada de aceite de oliva y después la carne. Para los bistecs de pollo, cocinar de 4 a 5 minutos de cada lado; para la pechuga de pollo y el bistec de res, cocinar 5 minutos de cada lado, reducir el fuego, cubrir y cocinar de 9 a 10 minutos más.
3 Dejar que se enfríe levemente antes de cortarlos en trozos.
4 Luego pasar a la procesadora y procesar hasta que esté finamente molido. Puedes ir agregando lentamente gotas de agua para obtener una textura más cremosa.

LO QUE TODO PADRE DEBERÍA SABER SOBRE LA NUTRICIÓN

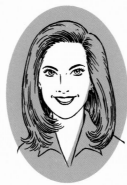

Joy Bauer **es nuestra gurú en nutrición. La conocí hace un par de años cuando recurrí a ella en busca de ayuda para bajar esas libras difíciles de perder después del embarazo. Ella me convenció de que la comida saludable podía ser tan deliciosa como sencilla de preparar. Joy es una laboriosa madre de tres niños y realmente comprende cuán importante es poder comprar y cocinar con eficiencia. Ella ha evaluado todas nuestras recetas y nos ha dado su aprobación y su asesoramiento nutricional.**

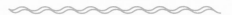

"NO PUEDES controlar cada bocado que tu hijo o hija ingiere, y no deberías hacerlo—es importante que los chicos desarrollen control y confianza en cuanto a la comida. Pero todos sabemos que una nutrición adecuada aumenta la energía, previene las heridas y aumenta la capacidad de curación, mejora el desempeño académico e incluso tiene un efecto positivo sobre el humor (si alguna vez pasaste a buscar a tu hijo después de una fiesta donde haya devorado pastel, helado y una tentadora bolsita llena de golosinas, probablemente hayas experimentado "el caos del azúcar en la sangre" en las horas siguientes a la fiesta).

Entonces, ¿con qué deberíamos alimentar a nuestros chicos? Hoy en día hay una gran cantidad de modas y teorías pasajeras sobre la nutrición (en definitiva, ¿qué constituye una porción?). Todo se ha vuelto bastante confuso. Y la respuesta que obtengo de los padres es que no tienen tiempo para leer y ordenar toda esta información.

Como nutricionista y madre, yo también estoy tratando de hacer malabares con tanta información. Realmente no es práctico estar contando y midiendo los alimentos todo el tiempo para asegurarte de que tus hijos están recibiendo lo que necesitan.

Y no tienes que hacerlo.

La belleza de las recetas que aparecen en este libro es que nosotros nos hemos concentrado en la nutrición. Pero es una buena idea que los padres tengan una idea general sobre la misma de modo que les daré unas pautas nutricionales básicas (expuestas en las próximas páginas), que yo uso en mi propio hogar.

Es simple: en lugar de porciones, yo pienso en términos de categorías generales de alimentos que mis hijos necesitan comer todos los días—vegetales, frutas, proteína, granos integrales y alimentos ricos en calcio incluyendo la leche. Y después elijo los alimentos de cada categoría que ofrecen lo más nutritivo en cada bocado.

Lo más importante que puedes hacer es ofrecer *variedad*. De ese modo, tus hijos tienen asegurado el consumo de una variedad de nutrientes y tú no tienes que perder tiempo preocupándote por miligramos de vitaminas en esto o aquello.

Hay medidas que explican lo que constituye una "porción," y verás esa información en la guía que aparece a continuación. Pero no tienes que llegar hasta el punto de medir cada porción. Realmente es suficiente con ofrecer los alimentos regularmente. No puedes controlar cuánto comen de todos modos, ¿no?

Y aunque es fantástico que las recetas de este libro, con su técnica de "incluirlo en secreto," quite el estrés de hacer que nuestros hijos coman vegetales gracias a un pequeño engaño inofensivo, estoy de acuerdo con Jessica en que no deberías de ningún modo dejar de poner al menos un vegetal a la vista sobre la mesa en el almuerzo y en la cena. Por ejemplo, sirve frijoles verdes cocidos al vapor o brócoli salteado u opta por lo crudo presentando crujientes zanahorias bebés, arvejas chinas o tiras de pimientos rojos, amarillos o naranjas—sírvelos solos o con algunas de las deliciosas salsas de las páginas 123 y 127. La idea es que tus hijos se acostumbren a ver vegetales y, por supuesto, a comerlos. Qué vegetales eliges y cómo decides cocinarlos—al vapor, asados, en el microondas o fritos en poco aceite de oliva—es algo que depende de ti. Confía en mí, aunque tus hijos no coman los vegetales inmediatamente, al final sí lo harán."

UNA GUÍA NUTRICIONAL PARA NIÑOS

Vegetales

 ¡AL DÍA!

Algunos de los vegetales con el más alto contenido de nutrientes son el brócoli, los pimientos (todos los colores), la espinaca, los tomates, las zanahorias, la calabaza y los repollitos de Bruselas. Trata de que tus hijos coman al menos **tres** de estos vegetales todos los días—1½ a 2½ tazas en total, ya sea en puré o como guarnición de vegetales. En mi experiencia, los cinco vegetales con mayor poder nutricional y preferidos por los chicos son, en este orden, los siguientes:

- **pimientos rojos**
- **zanahorias bebés**
- **brócoli**
- **tomates**
- **arvejas chinas**

Tan populares como éstos, pero un poquito menos nutritivos, son: **los frijoles, las arvejas, el maíz, los pepinos** y **la lechuga.** Las arvejas y el maíz congelados pueden ser preparados en cuestión de minutos.

Una porción = 1 taza cruda o ½ taza cocida

Frutas Frescas

 ¡AL DÍA!

Algunas de las mejores frutas son las fresas, las frambuesas, las moras, los arándanos, las naranjas, las manzanas rojas, las bananas, el pomelo rosado, el melón, el kiwi y las uvas rojas. Apunta a brindarles al menos **dos** por día. Y recuerda, la fruta en sí es más nutritiva que su jugo.

Una porción = 1 unidad, tal como una naranja o una manzana, o ¾ taza de bayas o ¾ taza de ensalada de fruta

Granos Enteros

 ¡AL DÍA!

Los granos enteros son granos que contienen las tres partes del grano natural: el salvado, endospermo y germen (estos tres elementos hacen que los granos enteros sean altamente nutritivos). Esto significa que debemos elegir el arroz integral o silvestre en lugar del blanco, el pan de grano entero o de trigo integral en lugar del blanco y la pasta de grano entero o de trigo integral en lugar de la común, blanca (refi-

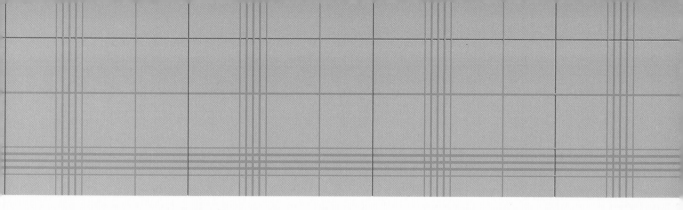

nada) de sémola. Cuando leas las etiquetas del pan y el cereal, no te dejes engañar por términos como "multicereal" o "5-cereales"—el primer ingrediente debería contener la palabra "entero" o "avena." Procura al menos **tres** porciones por día y no dudes en mezclar arroz blanco con arroz integral o silvestre, y pasta común con pasta de trigo integral si tus chicos se muestran reacios a lo integral.

Una porción = ¹/₂ taza de arroz cocido, pasta o de couscous integral; 1 rebanada de pan integral; ¹/₂ taza de harina de avena seca o 1 taza de cereal integral para el desayuno (idealmente con 6 o menos gramos de azúcar y 3 o más gramos de fibra por porción)

Alimentos Ricos en Calcio

 3 ¡AL DÍA!

La fuente número uno de calcio para los niños (después de los dos años) es la leche descremada o baja en grasas (1%). Pero no te olvides de otros productos lácteos bajos en grasas tales como el yogur bajo en grasas, el queso *cottage* y el queso bajo en grasas—procura **tres** porciones al día o **más.** (Los productos lácteos bajos en grasas pue-

den ser una mejor fuente de calcio que los enteros, a causa del volumen, porque al sacar la grasa que obstruye las arterias a menudo queda lugar para absorber más calcio.) Otras buenas fuentes además de los productos lácteos son:

- **Vegetales verdes** (particularmente el brócoli y la col rizada)
- **Frijoles** (especialmente los frijoles blancos y los de soja)
- **Tofu** (mejor si en la etiqueta dice "buena fuente de calcio")
- **Alimentos fortificados con calcio** tales como algunas marcas de gofres integrales y jugo de naranja. Es necesario que la cantidad de calcio que los niños ingieren aumente a medida que crecen. Los chicos entre 9 y 18 años necesitan 1,300 mg de calcio o aproximadamente 4 porciones diarias de alimentos ricos en calcio.

Una porción = 1 taza de leche, yogur o jugo fortificado con calcio, de ¹/₂ a 1 taza de frijoles (especialmente frijoles blancos y de soja) o brócoli, o 4 onzas de tofu rico en calcio

Fuente magra de proteína

Las mejores fuentes de proteína para los chicos son: la pechuga de pavo y de pollo, el lomo de cerdo, el pescado y los mariscos, el tofu, las hamburguesas de pavo/vegetarianas, los

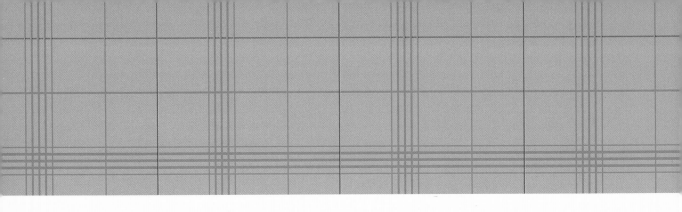

productos lácteos bajos en grasas, los *eda-mame* (frijoles de soja frescos), los frijoles—tales como los negros, rojos o rosados, blancos y pintos—y los huevos. Aquí tiene ejemplos de algunos alimentos con proteína y las porciones adecuadas para sus hijos:

- **Pollo a la plancha (3 onzas):** *21 g.*
- **Hamburguesa de pavo (4 onzas):** *21 g.*
- **Yogur (recipiente de 6 onzas):** *6 a 8 g.*
- **Leche baja en grasas (1%) (1 taza):** *8 g.*
- **Mantequilla de maní (2 cucharadas):** *8 g.*
- **Tofu (3 onzas):** *7 g.*
- **1 huevo:** *6 g.*
- **Frutos secos (¼ taza):** *6 a 8 g.*
- **Hamburguesa de vegetales:** *5 a 10 g.*
- **1 porción de pizza:** *12 g.*
- **1 porción de queso de hebra:** *8 g.*

Una regla general es que los niños necesitan comer aproximadamente la mitad de su peso corporal en gramos de proteínas al día. Por ejemplo, un niño de 70 libras necesita aproximadamente 35 gramos de proteína al día.

Grasas

Tú también querrás reducir al mínimo las **grasas saturadas y las grasas trans** en la dieta de tus hijos. Yo solo uso productos lácteos bajos en grasa o sin grasas en mi casa y mantengo la cocina libre de grasas trans. Eso significa que no hay ningún producto horneado o frito comprado comercialmente que contenga aceite vegetal hidrogenado. Lo bueno es que no tienes que preocupante por la galleta o las rosquillas ocasionales que los chicos puedan consumir cuando anden de paseo. Las grasas que quieres que consuman son:

- **Las grasas monoinsaturadas**, presentes en el aceite de oliva o de canola, las frutas secas y los aguacates.
- **Las grasas omega-3,** presentes en los pescados grasosos (tales como el salmón silvestre y las sardinas), las nueces, las semillas de lino y los huevos fortificados con omega-3.

Fibra

Se habla mucho de la fibra hoy en día. ¡La fibra insoluble ayuda a mantener los caños limpios! Es decir, ayuda a prevenir y tratar el estreñimiento y ayuda a que el sistema digestivo funcione regularmente. También ha sido demostrado que protege contra la obesidad, las enfermedades cardíacas y el tipo 2 de diabetes. Otro tipo de fibra, la fibra soluble, ayuda a disolver el colesterol antes de que sea digerido y puede estabilizar los niveles de azúcar en la sangre en los niños. Si les ofreces una variedad de vegetales, frutas y granos enteros, tus hijos deberían estar recibiendo montones de fibra.

¿QUÉ HAY EN ESE VEGETAL?

¼ Aguacate
(55 calorías)

- Los aguacates son los únicos vegetales que están repletos de grasa monoinsaturada, la cual ayuda a bajar los niveles de colesterol en la sangre para mantener saludable el corazón de los chicos.
- También son una fuente fantástica de fibra soluble, la cual ayuda a estabilizar los niveles de azúcar en la sangre.
- Y están llenos de vitamina E, la cual protege las células saludables y ayuda a curar las heridas y raspaduras que sufren los chicos.

1 Taza de Remolachas
(58 calorías)

- Las remolachas están colmadas de dos antioxidantes diferentes que ayudan a proteger las células saludables contra cualquier daño en todo el cuerpo.
- El ácido fólico en las remolachas también ayuda a que las células en los chicos sigan creciendo y funcionando en la forma adecuada.
- Y las remolachas son buenas para la salud del corazón y para mantener regulada la presión sanguínea en los chicos porque proveen una buena cantidad de potasio.

1 Taza de Brócoli
(30 calorías)

- Junto con todos los otros vegetales de la familia de las crucíferas, el brócoli es importante porque contiene sustancias naturales que pueden ayudar al cuerpo a pelear contra cierto tipo de cáncer.
- El brócoli también ayuda a curar las heridas de los chicos—es una fuente particularmente buena de vitamina C.
- Y, para ser un vegetal, el brócoli no puede ser superado en su poder para ayudar a formar huesos y dientes fuertes (es una maravillosa fuente no láctea de calcio que es mejor absorbida por el cuerpo que la espinaca).

1 Taza de Calabaza
(63 calorías)

- El color naranja profundo de esta calabaza de invierno nos recuerda que contiene beta caroteno, lo que es fantástico para mantener los ojos y la piel de tus hijos saludables.
- Aun más, este vegetal contiene potasio, importante para la salud del corazón.

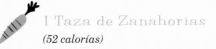 1 Taza de Zanahorias
(52 calorías)

- Las zanahorias son maravillosas para la piel y los ojos de tus hijos porque están repletas de beta caroteno.
- Y son fabulosas para mantener la cañería limpia porque contienen una buena cantidad de fibra insoluble.

 1 Taza de Coliflor
(25 calorías)

- La coliflor es otro miembro de la importante familia vegetal de las crucíferas, que pueden ayudar a nuestros cuerpos a luchar contra ciertos tipos de cáncer.
- La coliflor puede ayudar a los chicos a resistir las infecciones (es una buena fuente de vitamina C).

1 Taza de Zapallo
(30 calorías)

- El zapallo ayuda a desarrollar corazones saludables porque tiene un alto contenido de potasio.
- Su precioso color naranja también indica que el zapallo es una fuente abundante de beta caroteno, que ayuda

a mantener brillante la piel, agudiza la vista de los chicos y fomenta la buena salud en general.

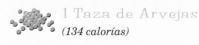 1 Taza de Arvejas
(134 calorías)

- Las arvejas son una buena fuente de folato, de modo que son buenas para la salud general del corazón de tu hijo o hija.
- Las arvejas también son una estupenda fuente de fibra (tanto soluble como insoluble), que ayuda a estabilizar los niveles de azúcar en la sangre de los chicos y a mantener su digestión.

 1 Taza de Pimiento Rojo
(39 calorías)

- Los pimientos rojos son la mejor forma en que tus chicos pueden obtener vitamina C, la cual puede ayudarlos a luchar contra las infecciones y a curar heridas y raspaduras.
- Y gracias a su hermoso color rojo intenso, tienen una alta cantidad de antioxidantes que ayudan a proteger las células saludables en todo el cuerpo.

1 Taza de Espinaca Cocida
(40 calorías)

- La espinaca es tu mejor opción para obtener ácido fólico, el cual ayuda a mantener en crecimiento y buen funcionamiento las células de todo el cuerpo.
- Y es una increíble fuente de hierro no proveniente de proteína animal, la cual distribuye oxígeno por todo el cuerpo, proveyendo de energía los músculos de los chicos.
- La espinaca también ayuda a regular el nivel de azúcar en la sangre y a mantener saludables el corazón de los niños porque tiene un alto contenido de potasio y magnesio.

1 Taza de Calabaza de Verano y Calabacín
(20 calorías)

- La calabaza de verano y el calabacín ayudan a que la piel de los chicos esté brillante porque provee vitamina C.
- El antioxidante llamado luteína presente en la calabaza de verano ayuda a mantener brillantes los ojos de los chicos.

1 Batata Pequeña
(112 calorías)

- Las batatas ayudan a estabilizar el nivel de azúcar en la sangre al proveer fibra soluble.
- Y son buenas para la piel, los ojos y la buena salud en general porque son ricas en beta caroteno y otros antioxidantes.

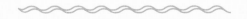

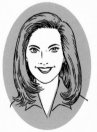 *Joy:* *Lo que destruye los nutrientes de los vegetales es cocinarlos en demasiada agua. Las vitaminas solubles en agua (particularmente la vitamina C) pasan al agua y las pierdes. Cocer los vegetales al vapor, en el microondas o asarlos es mejor que hervirlos. Cocinarlos demasiado también puede disminuir el valor nutricional, de modo que cocina los vegetales sólo hasta que estén tiernos.*

¿QUÉ HAY EN ESA FRUTA?

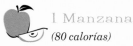

1 Manzana
(80 calorías)

- Las manzanas ayudan a prevenir el daño a las células saludables porque son ricas en antioxidantes—particularmente la piel de las manzanas Rojas Deliciosas, de modo que ¡no las peles!
- Y tienen un alto contenido de fibra soluble, la cual ayuda a regular el nivel de azúcar en la sangre.

1 Banana
(105 calorías)

- Las bananas ayudan a regular la presión arterial de los chicos y a mantener saludable su corazón (las bananas contienen más potasio que la mayoría de las frutas y tanto como los vegetales).
- También ayudan a que los cuerpos de los chicos produzcan importantes hormonas y enzimas y ayudan a mantener ágiles los cerebros jóvenes porque son una buena fuente de vitamina B6.

1 Taza de Arándanos
(84 calorías)

- Los arándanos son una de las mejores frutas en cuanto a la protección de las células saludables. Los estudios han demostrado que contienen una gran cantidad de antioxidantes (que han demostrado bajar el colesterol, agudizar la memoria y luchar contra ciertos tipos de cáncer).
- ¡Y son fantásticos para mantener el sistema digestivo en movimiento! (Los arándanos tienen una buena cantidad de fibra insoluble.)

1 Taza de Melón
(54 calorías)

- El melón es buenísimo para la visión y la salud de los ojos de los chicos—su color naranja muestra que contiene beta caroteno.
- Y es estupendo para ayudar a curar las heridas y raspaduras que sufren los chicos porque provee vitamina C a los cuerpos jóvenes.

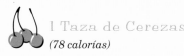

1 Taza de Cerezas
(78 calorías)

- Cuando tus chicos comen cerezas, están incorporando antioxidantes llamados antocianinas, que ayudan a que los cerebros crezcan saludables y también pueden ayudar a pelear contra ciertos tipos de cáncer.

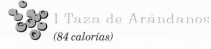

1 Taza de Piña
(74 calorías)

- La piña ayuda a la digestión de los chicos, en tanto reduce la inflamación y la hinchazón.
- También su ayuda es extraordinaria para curar a los chicos cuando se caen y se raspan sus rodillas porque está colmada de vitamina C.

 1 Taza de Frambuesas
(64 calorías)

- Las frambuesas son la fuente de fibra insoluble más amigable para los chicos—¡están colmadas de fibra!
- Y son una buena fuente de antioxidantes llamados antocianinas, que ayudan a mantener ágiles los cerebros de los chicos y ayudan a nuestros cuerpos a pelear contra ciertos tipos de cáncer.

 1 Taza de Fresas
(53 calorías)

- Las fresas son maravillosas para ayudar a curar las heridas y raspaduras de los chicos y para mantener su piel brillante—dentro de las bayas constituyen la mejor fuente de vitamina C.
- Y, como otras bayas y cerezas, las fresas tienen un alto contenido de antocianinas, las cuales son buenas para la salud del cerebro y para luchar contra ciertos tipos de cáncer.

Joy: *Los nutrientes importantes en los vegetales y las frutas son las vitaminas, los minerales, la fibra y los fitonutrientes (compuestos naturales de las plantas que ayudan a luchar contra las enfermedades y a mejorar la salud general, tales como el licopeno, la antocianina y la luteína). Los vegetales y las frutas con colores intensos, tales como las remolachas, las zanahorias y las bayas son típicamente los más nutritivos, de modo que ¡a comerlos!*

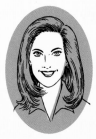

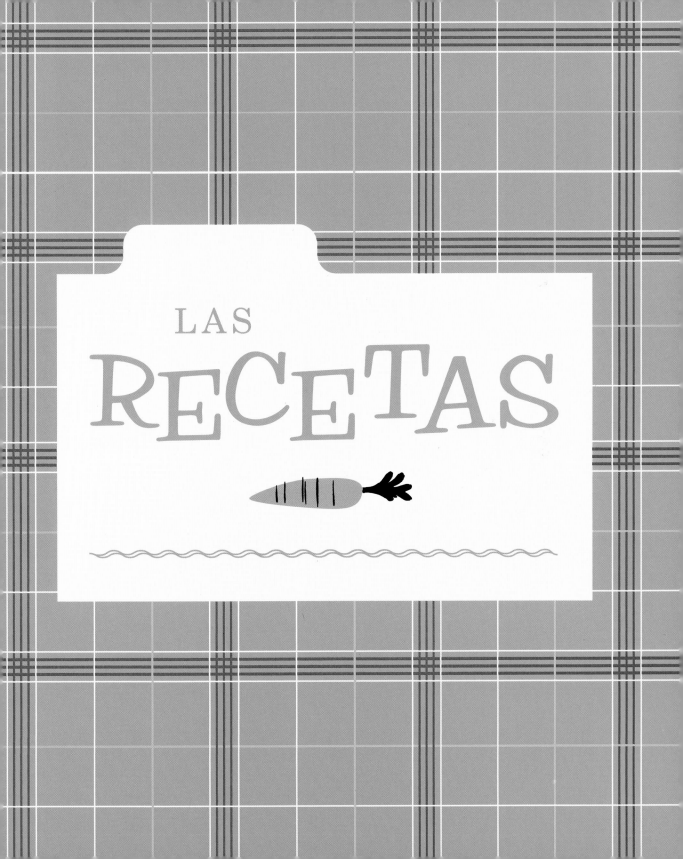

LAS RECETAS

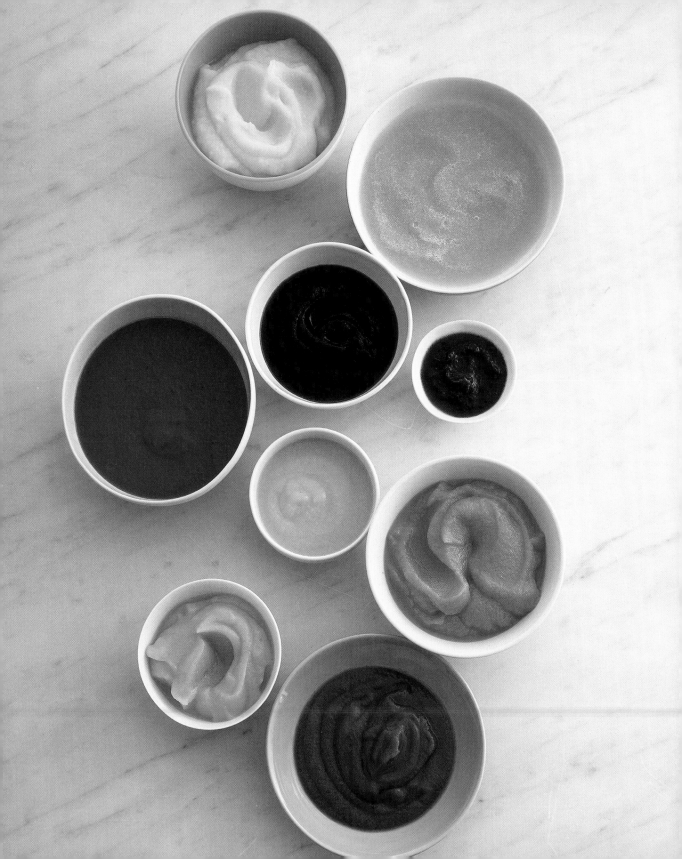

COMIENZAN LOS SECRETOS

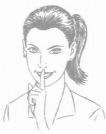

Ya ESTÁS LISTA O LISTO para empezar. Tu cocina y despensa están provistas y has guardado un buen surtido de purés en tu refrigerador o congelador.

La mayoría de los platos llevan uno o dos purés. En la parte superior de las recetas verás un grupo de ilustraciones de frutas y vegetales que representan todos los purés que necesitarás, más otras opciones. Esto te ayudará a elegir qué receta quieres hacer basándote en qué frutas y vegetales piensas que puedes usar sin que tus hijos lo noten, así como también qué purés tienes a mano.

Si tus hijos son quisquillosos con los vegetales verdes, comienza con una receta que use un vegetal blanco, amarillo o naranja tales como coliflor, calabaza, calabaza amarilla, calabacín, batata o zanahorias. Estos purés se integran fácilmente con una variedad de alimentos hechos en casa o comprados afuera. A medida que te sientas más cómoda o cómodo haciendo los purés, puedes ir un poco más allá y pasar a un desafío mayor: los vegetales verdes. Eso sucederá pronto, ¡te lo prometo!

La gente me pregunta si pueden sustituir los purés en las recetas. La respuesta

es, otra vez, eso depende de tu hijo o hija. Yo desarrollé las recetas de modo que los vegetales quedaran tan invisibles como fuera posible, y ni siquiera tus comensales súper quisquillosos se darían cuenta. A algunos chicos les da un ataque cuando ven cualquier cosa verde. Otros lo pueden soportar. Tú conoces a tu público mejor que nadie.

Yo les he brindado otras opciones en las recetas a medida de lo posible. (Si estás en un apuro, la mayoría de las recetas funcionan sin los purés.) Si estás preparando un plato que usa dos tipos diferentes de puré, puedes siempre duplicar la cantidad de uno y suprimir el otro (si tu receta requiere ½ taza de puré de espinaca y ½ taza de puré de zanahoria, puedes usar una taza de cualquiera de los dos).

Siempre puedes sustituir un puré verde por otro, excepto en las recetas de postres. Algunos purés de vegetales simplemente saben mal en platos dulces. Algunos también hacen que los alimentos horneados queden un poco gomosos. De modo que para los postres, recomiendo ceñirse a lo que se requiere en las recetas.

DESAYUNO

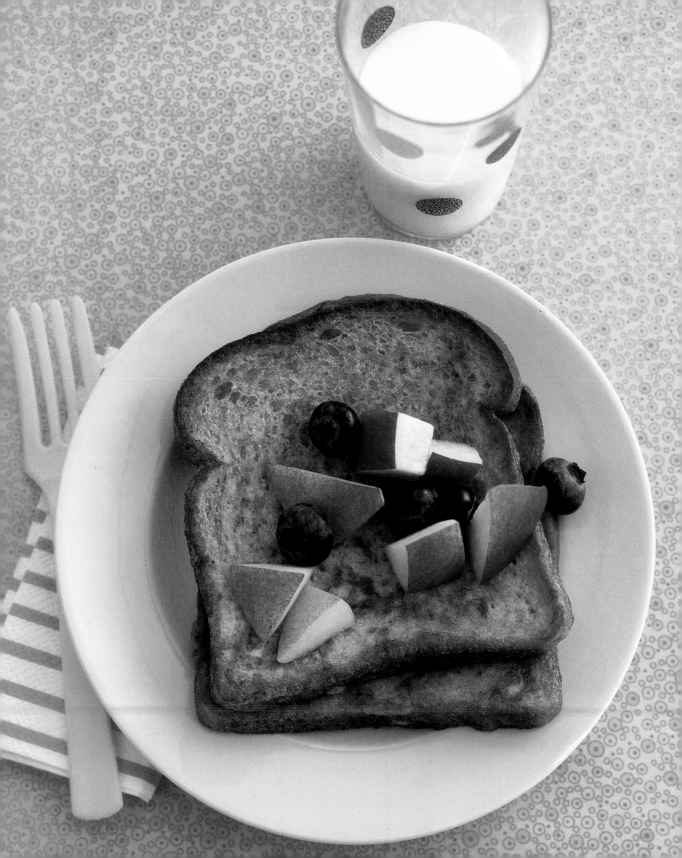

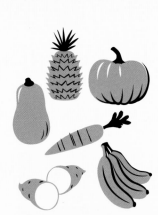

Torreja

(CON BANANA, PIÑA, BATATA, ZAPALLO, ZANAHORIA O CALABAZA)

Algunos chicos sospechan de las "manchitas" en el pan integral, ¡y un espolvoreado de azúcar sirve perfectamente como camuflaje! Un cernedor de azúcar glasé es una de las mejores inversiones que he hecho.

Preparación: 3 minutos • Total: 10 minutos • Porciones: 4

- **4 huevos grandes**
- 2 cucharadas de puré de banana o piña o batata o zanahoria o calabaza o de zapallo en lata
- **¼ cucharadita de canela**
- **4 rebanadas de pan integral**
- **Atomizador de aceite vegetal**
- **2 cucharaditas de margarina para untar sin grasas trans**
- **Jarabe de arce puro, azúcar glasé o fruta fresca, para servir**
- **Harina de semillas de lino (opcional)**

1 En un cuenco poco profundo, batir los huevos, el puré y la canela. Agregar las rebanadas de pan y darles vuelta en la mezcla de 30 segundos a 1 minuto (si las dejas por más tiempo el pan quedará saturado).

2 Rociar una plancha o sartén antiadherente grande con un atomizador de aceite vegetal y ponerla sobre fuego mediano. Cuando esté caliente, agregar la margarina. Cuando la margarina se disuelva, agregar las rebanadas de pan embebidas (espolvorear con la harina de semillas de lino si lo deseas) y cocinar hasta que estén doradas por fuera, de 2 a 3 minutos por cada lado. Servir caliente con jarabe de arce, azúcar glasé o fruta.

Sascha: *Aun cuando se me hace tarde por la mañana para llegar a la escuela, mi mamá me hace esta receta para el desayuno. Es muy fácil y rápida de hacer.*

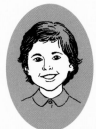

Panecillos con Puré de Manzana

(CON CALABAZA O ZANAHORIA)

¡Un acabado crujiente hace que estos panecillos sean irresistibles!

Preparación: 20 minutos • Total: 40 minutos • Porciones: 12 panecillos

- Atomizador de aceite vegetal

ACABADO
- ²⁄₃ taza de avena enrollada
- ¼ taza de azúcar rubia o morena, compacta
- 1 cucharadita de canela
- 2 cucharadas de margarina para untar sin grasas trans, derretida

MASA
- 1½ tazas de harina común
- 1 taza de avena enrollada
- 1 cucharadita de polvo de hornear
- ½ cucharadita de bicarbonato de sodio
- ½ cucharadita de canela
- 1 taza de puré de manzana sin endulzar
- ½ taza de leche descremada
- ½ taza de puré de calabaza o zanahoria
- ½ taza de azúcar rubia o morena, compacta
- ¼ taza de aceite vegetal o canola
- 1 huevo grande

1 Precalentar el horno a 400°F. Cubrir un molde para 12 panecillos con un atomizador de aceite vegetal o revestirlo con moldes de papel para panecillos.

2 Para hacer el acabado, mezclar la avena, el azúcar y la canela en un cuenco. Incorporar la margarina y revolver.

3 Para hacer la masa, mezclar la harina, la avena, el polvo de hornear, el bicarbonato de sodio y la canela en un cuenco grande o en una bolsa herméticamente cerrada y revolver o agitar para que se mezclen los ingredientes. En otro cuenco, mezcla el puré de manzana con la leche, el puré vegetal, el azúcar, el aceite y el huevo con una cuchara de madera. Añadir la mezcla de harina lentamente, revolviendo hasta que esté húmeda. No mezcles demasiado, la masa debería quedar grumosa.

4 Dividir la masa en forma pareja entre los moldes de panecillos y espolvorear con el acabado. Hornear hasta que el acabado esté ligeramente tostado y un palillo salga limpio cuando lo inserte en el centro de los panecillos; toma de 18 a 20 minutos. Sacar los panecillos del horno y poner sobre una rejilla. Servir calientes o fríos.

Decir Que No, con Ingenio

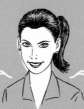

DECIRLES QUE "NO" a los niños les enseña que el mundo está lleno de límites imprescindibles y ayuda a crear una relación de confianza entre tú y tus hijos. Cuando mis hijos se quejan y me dicen que sus amigos comen lo que yo considero "basura," trato de responderles con honestidad pero con firmeza y comprensión. Por ejemplo: "Sé que te decepciona el cereal que comemos en casa, pero comer cereal que está hecho con un montón de azúcar no es bueno ni para tus dientes ni para tu cuerpo."

Con el tiempo, he encontrado algunas pautas para seguir (aunque, por supuesto, cada familia tiene sus propias reglas):

1 Trato de no ser ambivalente ni de pedir disculpas por mis reglas.

2 Siempre explico mis razones.

3 Señalo que todas las familias comen de modo diferente y que cada casa tiene diferentes reglas. Algunas ponen felices a los niños, otras los enojan; pero las reglas existen para que los chicos estén seguros y saludables.

4 Escucho y trato de comprender sus sentimientos pero no cedo. Siento que esto los tranquiliza y reconfirma mi credibilidad y coherencia.

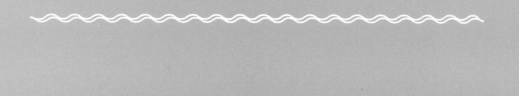

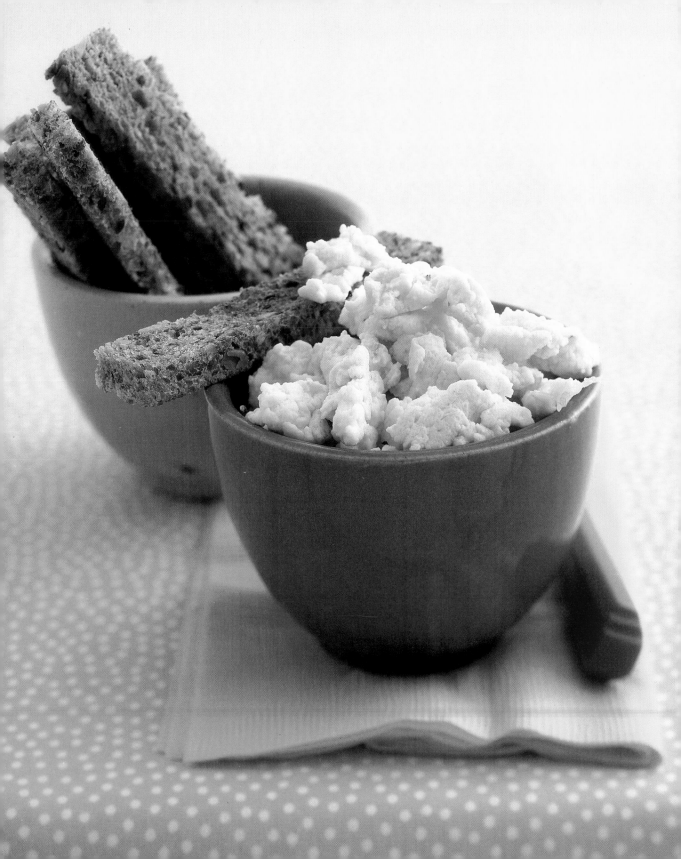

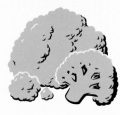

Huevos Revueltos

(CON COLIFLOR)

El puré de coliflor simplemente se "disuelve" dentro de los huevos esponjosos.

Preparación: 3 minutos • Total: 6 minutos • Porciones: 2

- 2 huevos grandes
- 4 claras de huevos grandes
- ¼ taza de crema agria reducida en grasa
- ½ taza de puré de coliflor
- 2 cucharadas de queso parmesano rallado
- Pizca de sal
- Atomizador de aceite vegetal
- 1 cucharadita de aceite de oliva

1 En un recipiente grande, batir los huevos, las claras, la crema, el puré de coliflor, el queso parmesano y la sal.

2 Rociar una sartén grande antiadherente con un atomizador de aceite vegetal y colocarla sobre fuego mediano. Cuando esté caliente, agregar el aceite. Agregar la mezcla de los huevos, reducir el fuego a mínimo y dejar cocinar, revolviendo frecuentemente con una espátula de silicona, hasta que los huevos estén revueltos, firmes pero húmedos, de 2 a 3 minutos.

Joy: *El puré de coliflor escondido provee a los niños la mitad del valor diario de vitamina C. ¡Con más de 19 gramos de proteínas, estos huevos revueltos son una maravilla!*

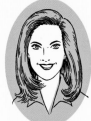

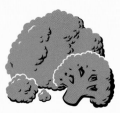

Pan de Banana

(CON COLIFLOR)

Este festín funciona todo el día. A mis hijos les gusta para el desayuno, el almuerzo, las meriendas o como postre. Si no tienes puré de coliflor, agrega una banana más. Para un festín extra especial, espolvorea la masa con el acabado de la página 50.

Preparación: 10 minutos • Total: 70 minutos • Porciones: 1 molde de 9x5 pulgadas o 2 moldes pequeños

- **Atomizador de aceite vegetal**
- **¾ taza de harina integral**
- **½ taza de harina común**
- **½ cucharadita de bicarbonato de sodio**
- **¼ cucharadita de polvo para hornear**
- **½ cucharadita de sal**
- **½ cucharadita de canela (opcional)**
- **½ taza de azúcar morena o rubia, compacta**
- **¼ taza de aceite vegetal o canola**
- **2 claras de huevos grandes**
- **1½ tazas de puré de banana**
- **½ taza de puré de coliflor**
- **1 cucharadita de extracto de vainilla**

1 Precalentar el horno a 350°F. Rociar con un atomizador de aceite vegetal un molde para pan de 9 x 5 pulgadas o dos moldes pequeños.

2 En un cuenco o bolsa con cierre hermético, mezclar las harinas con el bicarbonato de sodio, el polvo para hornear, la sal y la canela, si la usas. Dejar reposar.

3 En un recipiente grande, mezclar el azúcar y el aceite con una cuchara de madera hasta que estén bien unidos. Incorporar las claras de huevo, los purés de banana y coliflor y la vainilla. Agregar la mezcla de las harinas y mezclar hasta que estén bien integradas.

4 Verter la masa dentro del molde para pan. Hornear hasta que un palillo salga limpio cuando se lo inserte en el centro, de 55 a 60 minutos para un molde grande, de 25 a 30 minutos para los moldes pequeños. Dejar enfriar sobre una rejilla por 5 minutos, luego retirar el pan del molde para que se enfríe antes de servirlo.

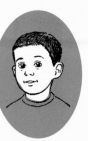

Julian: *Me gusta untarle mantequilla de maní.*
¡Qué rico!

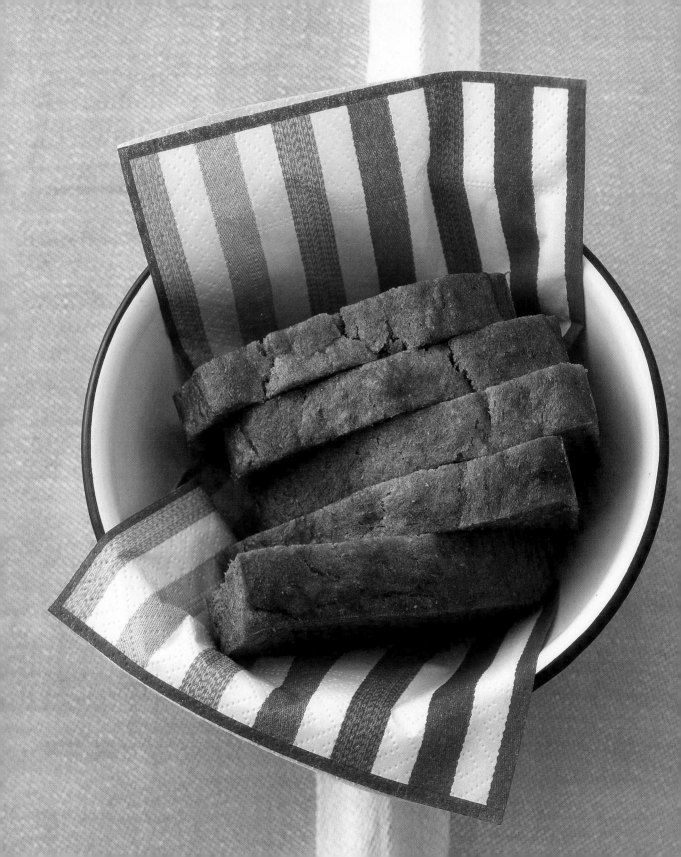

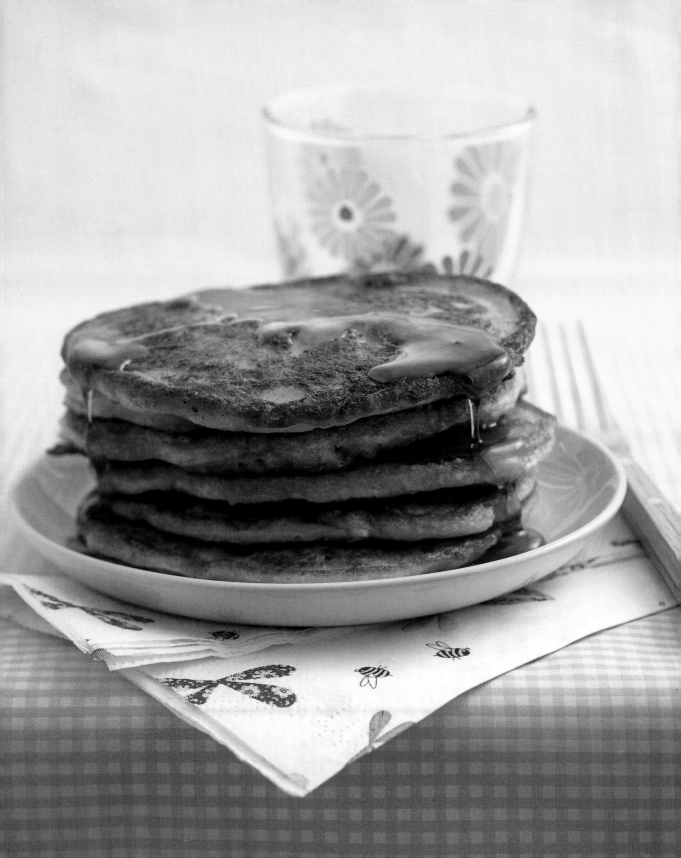

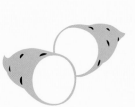

Panqueques

(CON BATATA)

El puré de batata endulza y realza la nutrición de este desayuno simple y rápido.

Preparación: 3 minutos • Total: 6 a 10 minutos • Porciones: 4

- **1 taza de agua**
- ½ taza de puré de batata
- **¼ cucharadita de canela o condimento para pastel de calabaza (opcional)**
- **1 taza de mezcla de panqueques**
- **Atomizador de aceite vegetal**
- **1 cucharada de aceite vegetal o canola**
- **Jarabe de arce puro, para servir**

1 En un recipiente grande, mezclar el agua, el puré de batata y la canela o condimento para pastel de calabaza, si lo deseas. Agregar la mezcla para panqueques y revolver sólo para unir los ingredientes, la masa debería ser grumosa.

2 Rociar una plancha o sartén antiadherente grande con un atomizador de aceite vegetal y colocarla a fuego mediano. Cuando el recipiente esté caliente, agregar el aceite y la cucharada de masa sobre la plancha o sartén usando ¼ taza de mezcla para cada panqueque.

3 Cocinar hasta que se formen burbujas en la parte superior de los panqueques y la masa esté lista, de 2 a 3 minutos. Luego usa una espátula para dar vuelta a los panqueques y cocinarlos hasta que estén dorados del otro lado, de 2 a 3 minutos.

Sascha: *Mi mamá prepara mezcla para panqueques en la noche y la pone en la heladera para que esté lista para mi desayuno en la mañana.*

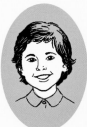

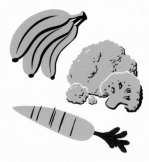

Panecillos de Mantequilla de Maní y Banana

(CON ZANAHORIA O COLIFLOR Y BANANA)

Descubrí que al agregar la mitad del azúcar morena al final de la mezcla, esto crea un acabado crocante espectacular sobre los panecillos.

Preparación: 10 minutos • Total: 35 minutos • Porciones: 12 panecillos • Sirve para llevar

- **Atomizador de aceite vegetal antiadherente**
- **1 taza de azúcar morena y rubia, compacta**
- **½ taza de mantequilla de maní natural**
- ½ taza de puré de zanahoria o coliflor
- ½ taza de puré de banana
- **1 clara de un huevo grande**
- **1 taza de harina integral**
- **1 cucharadita de polvo para hornear**
- **1 cucharadita de bicarbonato de sodio**
- **½ cucharadita de sal**

1 Precalentar el horno a 350°F. Rociar un molde para 12 panecillos con un atomizador de aceite vegetal o revestirlo con moldes de papel para panecillos.

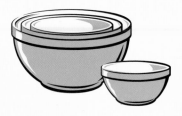

2 En un cuenco grande, mezclar ½ taza del azúcar morena con la mantequilla de maní, los purés de verdura y banana y la clara, usando una cuchara de madera.

3 Colocar la harina, el polvo para hornear, el bicarbonato de sodio y la sal en un cuenco o en una bolsa con cierre hermético, y revolver o agitar para mezclar. Agregar esta mezcla al cuenco con la mezcla de mantequilla de maní y revolver sólo para unir las dos mezclas (la masa quedará un poco grumosa, no te excedas mezclando). Agregar la ½ taza de azúcar morena restante y revolver una o dos veces.

4 Verter la masa en el molde de 12 panecillos y hornear hasta que estén ligeramente dorados y un palillo salga limpio cuando se lo inserte en el centro de uno de los panecillos de 15 a 20 minutos. Sacar los panecillos y colocar sobre una rejilla para enfriar.

5 Guardar en un recipiente hermético a temperatura ambiente hasta por 2 días o envolver individualmente y colocar en el congelador hasta por 1 mes.

(OTRAS) MADRES SABEN MÁS
(PRIMERA PARTE)

"James dice que él probará con la lengua pero no dará ni un mordisco hasta que sepa que le gusta lo que está por comer. Segundo, dice que lo ayuda tener un juguete en la mesa mientras está probando algo nuevo. Y tercero, si le oye decir a un adulto que algo le encanta, él lo probará. También he descubierto que si está en la casa de alguien conocido, como un amigo, y el amigo está comiendo algo que tal vez él hubiera rechazado en su casa—como leche con la cena—entonces dice comer lo mismo porque quiere ser como su amigo."

—Sarah, Nueva York
MADRE DE JAMES, 4 AÑOS

"Ésta es la forma en que logro que Charlie coma un postre saludable de yogur: Le permito espolvorearlo con una pequeña cantidad de grageas. A ella le encanta. De hecho, probablemente sea el postre que más pide.

—Kate, Los Ángeles
MADRE DE CHARLIE, 3 AÑOS

"Mis hijas comen brócoli con queso derretido y ramitas de apio con queso crema. Las brochetas de frutas son un gran éxito—largos pinchos con trozos de fresas, uvas, frambuesas y ananá, que ellas sumergen en yogur de fresa. También adoran las papas asadas (con aceite de oliva) y papas fritas caseras (con ketchup)."

—Alexandra, Washington, D.C.
MADRE DE ELLIOT, 5 AÑOS Y HARPER, 2 AÑOS

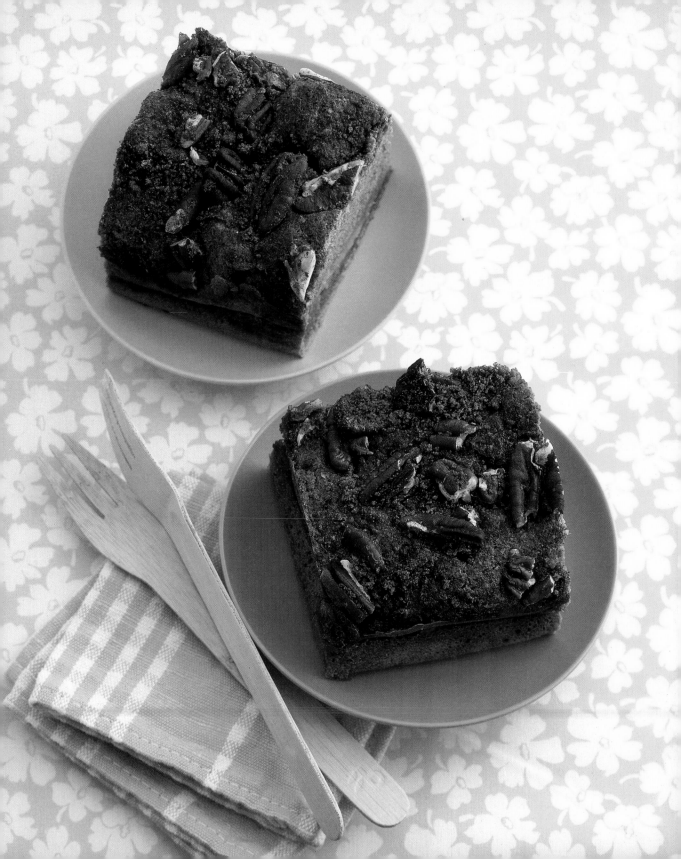

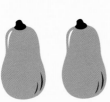

Pastel con Nueces

(CON CALABAZA)

Este es un favorito en casa. Lo preparo cuando tenemos compañía durante el fin de semana.

Preparación: 15 minutos • Total: 75 minutos • Porciones: 10

MASA

- **Atomizador de aceite vegetal**
- **1 taza de azúcar morena o rubia, compacta**
- **4 cucharadas de margarina para untar sin grasas trans**
- **1¼ tazas de suero de leche baja en grasa (1 por ciento) o leche descremada**
- **1 taza de crema agria baja en grasa**
- **1 huevo grande**
- **2 cucharaditas de extracto de vainilla puro**
- **2 tazas de harina integral**
- **2 cucharaditas de polvo para hornear**
- **½ cucharadita de canela**
- **½ cucharadita de sal**
- **1 taza de puré de calabaza**
- **½ taza de mini malvaviscos**

ACABADO

- **½ taza de pacanas o nueces picadas**
- **¼ taza de azúcar morena o rubia, compacta**
- **2 cucharaditas de canela**

1 Precalentar el horno a 350°F. Rociar un molde para pastel de 9 pulgadas o una bandeja para horno de 8x8 pulgadas con un atomizador de aceite vegetal.

2 En un cuenco grande para mezclar o en el recipiente de una batidora eléctrica, batir el azúcar y la margarina hasta que estén cremosas. Agregar, batiendo, una taza de suero de leche o leche descremada, la crema agria, el huevo y la vainilla. Incorporar la harina, el polvo para hornear, la canela y la sal, y mezclar hasta que todos los ingredientes estén completamente mezclados.

3 Verter la mitad de la masa en el molde y alisar la parte de arriba. Esparcir el puré de calabaza sobre esa masa y espolvorear con los malvaviscos. Revolver el ¼ taza de leche restante dentro de lo que queda de la masa y desparramar en forma uniforme sobre el relleno de la calabaza.

4 Mezclar juntos los ingredientes del acabado y espolvorearlos en forma uniforme sobre la masa. Hornear hasta que un palillo salga limpio cuando se lo inserte en el centro, de 55 a 60 minutos. Dejar enfriar 5 minutos sobre una rejilla antes de cortarlo en trozos grandes o cuadraditos.

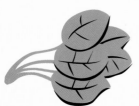

Huevos Verdes

(CON ESPINACA)

Aun cuando los huevos son verdes, no puedo creer cuánto le gustan a mis hijos. Esta comida rápida no requiere puré.

Preparación: 7 minutos • Total: 35 minutos • Porciones: 4

- **2 cucharaditas de margarina para untar sin grasas trans**
- **1 libra de espinaca tierna, lavada y escurrida**
- **3 cucharadas de leche baja en grasa**
- **4 huevos grandes**
- **2 claras de huevos grandes**
- **Pizca de sal**
- **Atomizador de aceite vegetal**
- **Tocino de pavo (opcional)**

1 Derretir una cucharadita de margarina en una sartén antiadherente sobre fuego mediano. Agregar la espinaca, poner el fuego alto y cocinar, revolviendo a menudo, hasta que la espinaca se encoja. Luego agregar la leche y cocinar hasta que se evapore, de 1 a 2 minutos más. Llevar todo a una procesadora de alimentos, y procesarlo hasta que se convierta en puré; dejar enfriar unos minutos.

2 En un cuenco grande, batir los huevos con el puré y la sal.

3 Rociar la misma sartén con un atomizador de aceite vegetal y ponerla sobre fuego mediano. Agregar la cucharadita de margarina restante y calentar hasta que se derrita. Incorporar la mezcla de los huevos, reducir el fuego al mínimo y cocinar, revolviendo ocasionalmente, de 2 a 3 minutos.

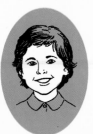

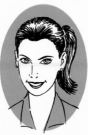

Sascha: *Me encantan! ¿Huevos verdes? ¿Podemos hacer huevos rosados la próxima vez?*

Jessica: *Umm, puede ser… Mientras tanto, ¡leamos* Huevos Verdes con Jamón *del Dr. Seuss!*

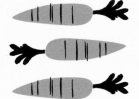

Panecillos de Mantequilla de Maní y Mermelada

(CON ZANAHORIAS)

No sé a quién le gusta más, si a los niños o a los adultos.

**Preparación: 10 minutos • Total: 35 minutos • Porción: 12 panecillos
Sirve para llevar**

- Atomizador de aceite vegetal
- ½ taza de mantequilla de maní natural (cremosa)
- ½ taza de puré de zanahoria
- ½ taza de azúcar morena o rubia, compacta
- 2 cucharadas de margarina para untar sin grasas trans
- ½ taza de yogur sin sabor descremado
- 1 clara de un huevo grande
- 1 taza de harina común
- 1 cucharadita de polvo para hornear
- 1 cucharadita de bicarbonato de sodio
- ½ cucharadita de sal
- ½ taza de mermelada de fresa, arándano o uva baja en azúcar

1 Precalentar el horno a 350°F. Rociar un molde para 12 panecillos con un atomizador de aceite vegetal o revestirlo con moldecitos de papel para panecillos.

(Parte superior de la foto que aparece en la página siguiente)

2 En un cuenco grande, batir la mantequilla de maní, el puré de zanahoria, el azúcar y la margarina con una cuchara de madera hasta que estén bien mezclados. Añadir, revolviendo, el yogur y la clara.

3 Agregar la harina, el polvo para hornear, el bicarbonato de sodio y la sal. Revolver sólo para mezclar, pero no te excedas mezclando, deberían quedar grumos en la masa.

4 Verter la masa en el molde de 12 panecillos y echar una cucharada sopera de conserva sobre cada uno.

5 Hornear hasta que la parte de arriba de los panecillos esté levemente dorada y un palillo salga limpio al introducirlo en el centro de uno de los panecillos de 20 a 25 minutos. Sacar los panecillos y colocarlos sobre una rejilla para que se enfríen.

6 Almacenar en un contenedor hermético a temperatura ambiente hasta por 2 días o envolver individualmente y colocar en el congelador hasta por 1 mes.

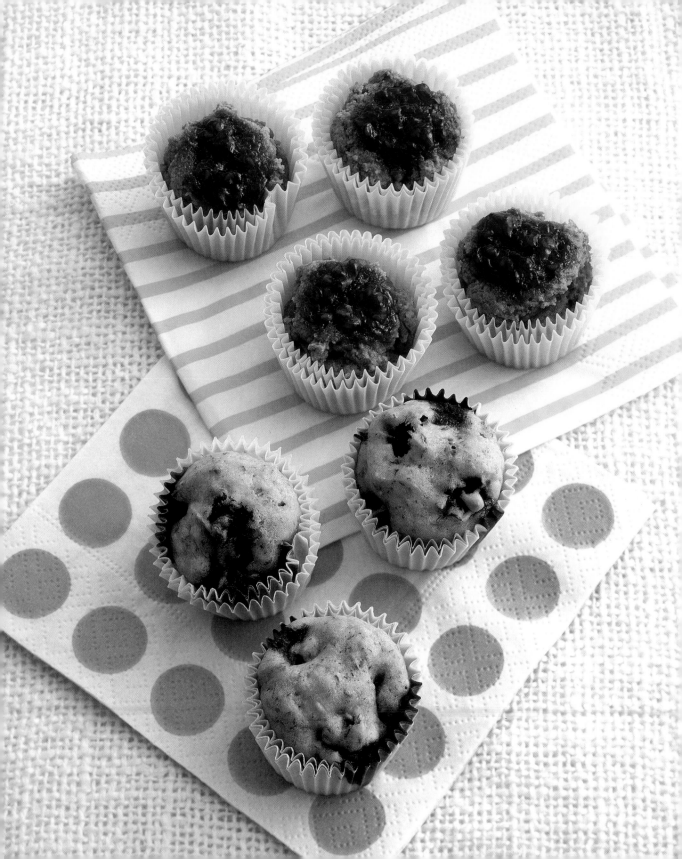

Panecillos de Arándanos y Limón

(CON CALABAZA AMARILLA)

¡Es más fácil si usas una cuchara para helados para llenar el molde para panecillos!

Preparación: 10 minutos • Total: 26 minutos • Porciones: 12 panecillos • Sirve para llevar

- Atomizador de aceite vegetal
- ½ taza de azúcar morena o rubia, compacta
- 4 cucharadas de margarina para untar sin grasas trans, fría
- 1 taza de yogur de limón bajo en calorías
- 1 taza de arándanos
- ½ taza de puré de calabaza amarilla
- 1 huevo grande
- 2 cucharaditas de extracto de limón natural
- 1 cucharadita de ralladura de limón
- 2 tazas de harina común
- ¼ taza de harina de semillas de lino
- 1 cucharadita de polvo para hornear
- 1 cucharadita de bicarbonato de sodio
- ½ cucharadita de sal

1 Precalentar el horno a 350°F. Rociar un molde para 12 panecillos con un atomizador de aceite vegetal o revestirlo con moldecitos de papel para panecillos.

(Parte inferior de la foto que aparece en la página opuesta)

2 En un cuenco grande, batir el azúcar y la margarina con una cuchara de madera. Añadir el yogur, los arándanos, el puré de calabaza amarilla, el huevo y el extracto y la ralladura de limón.

3 Agregar la harina, la harina de semillas de lino, el polvo para hornear, el bicarbonato de sodio y la sal. Revolver sólo para mezclar, pero no te excedas mezclando, se supone que la masa queda grumosa.

4 Verter la masa en el molde para 12 panecillos. Hornear hasta que la parte de arriba de los panecillos esté ligeramente dorada y un palillo salga limpio al introducirlo en el centro de uno de los panecillos, de 13 a 16 minutos. Sacar los panecillos y colocarlos sobre una rejilla para que se enfríen.

5 Conservar en un recipiente hermético a temperatura ambiente hasta por 2 días o envolver individualmente y colocar en el congelador hasta por 1 mes.

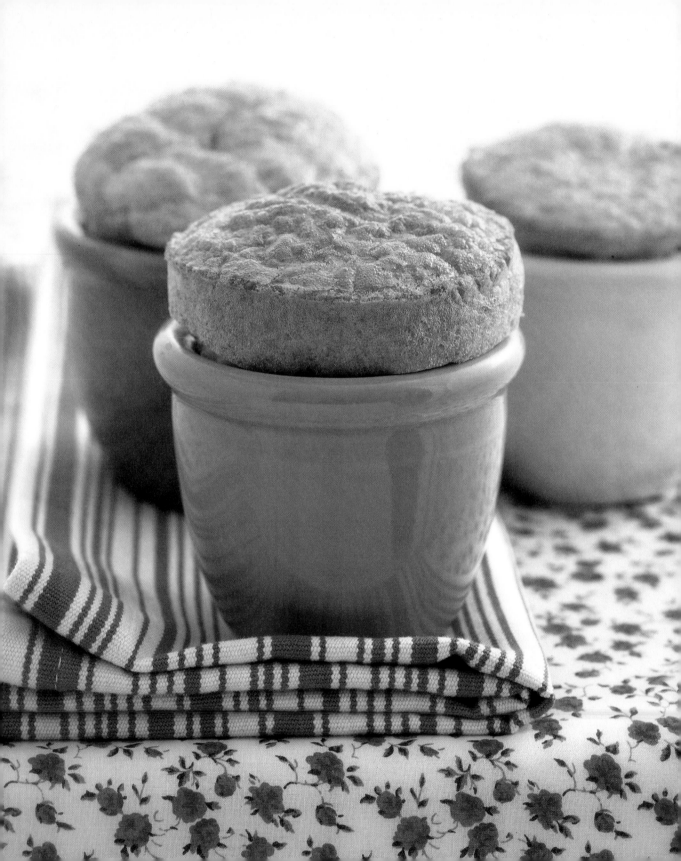

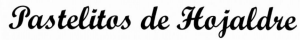

Pastelitos de Hojaldre

(CON CALABAZA O CALABAZA AMARILLA)

Mis hijos aman estos pequeños suflés de huevo, ricos y esponjosos. Los preparo en potecitos individuales para el horno (o pequeños moldes) de modo que cada uno pueda tener su propio pastelito de hojaldre individual. Uno de ellos puede constituir el total del desayuno, almuerzo o cena de un niño.

Preparación: 5 minutos • Total: 20 minutos • Porciones: 4

- Atomizador de aceite vegetal
- 2 huevos grandes
- 4 claras de huevos grandes
- ½ taza de puré de calabaza o calabaza amarilla
- 2 cucharadas de queso cheddar reducido en grasas, rallado
- 2 cucharadas de harina común
- ½ cucharadita de polvo para hornear
- ¼ cucharadita de sal

1 Precalentar el horno a 400°F. Rociar con un atomizador de aceite vegetal 4 potecitos individuales para horno (por la mitad), o 4 tacitas de café, y colocar sobre una plancha para horno.

2 En un recipiente grande, batir los huevos, las claras, el puré de calabaza, el queso, la harina, el polvo para hornear y la sal hasta que estén bien mezclados. Dividir la mezcla entre los potecitos o tazas y hornear hasta que las partes superiores estén crujientes y los huevos estén cuajados en el centro cuando los pinchas con la punta de un cuchillo, de 13 a 15 minutos. Servir inmediatamente.

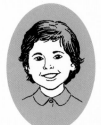

Sascha: *Mira, ¡tengo mi propio pote! ¡Qué divertido!*

Julian: *El mío es más esponjoso que el tuyo.*

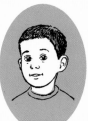

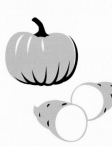

Avena

(CON ZAPALLO O BATATA)

También puedes prepararla en el microondas como un desayuno suculento pero saludable. Revuelve los ingredientes en un cuenco apto para microondas y cocina por 2 minutos.

Preparación: 10 minutos • Total: 13 minutos • Porciones: 2

- **1 taza de leche descremada**
- **¼ taza de azúcar morena o rubia, compacta**
- ¼ taza de puré de zapallo o batata en lata
- **1 cucharadita de extracto de vainilla puro (opcional)**
- **¼ cucharadita de canela o condimento para pastel de calabaza**
- **1 taza de avena enrollada**
- **2 cucharaditas de mantequilla de maní natural (opcional)**
- **Frutas secas y nueces (opcional)**
- **Jarabe de arce puro, para servir**

1 En una cacerola pequeña, mezclar la leche, el azúcar, el zapallo, la vainilla (opcional) y el condimento. Hervir a fuego moderado y añadir la avena. Reducir a fuego lento y dejar hervir de 2 a 3 minutos, hasta que la avena esté blanda y cremosa. Agregar la mantequilla de maní, si la deseas.

2 Colocar la avena en dos cuencos espolvorear con frutas secas y nueces, si lo deseas, y servir caliente con jarabe de arce.

Variación

Agregar 2 cucharadas de batata a 1 taza de avena. Luego añadir ¼ taza de leche descremada y ¼ taza de agua. Agregar canela para dar sabor, y cubrir con jarabe de arce o azúcar morena.

Jessica: A los niños les encanta verter su propio jarabe desde una tacita plástica de medicina, de las que vienen con la mayoría de las medicinas que se venden sin receta.

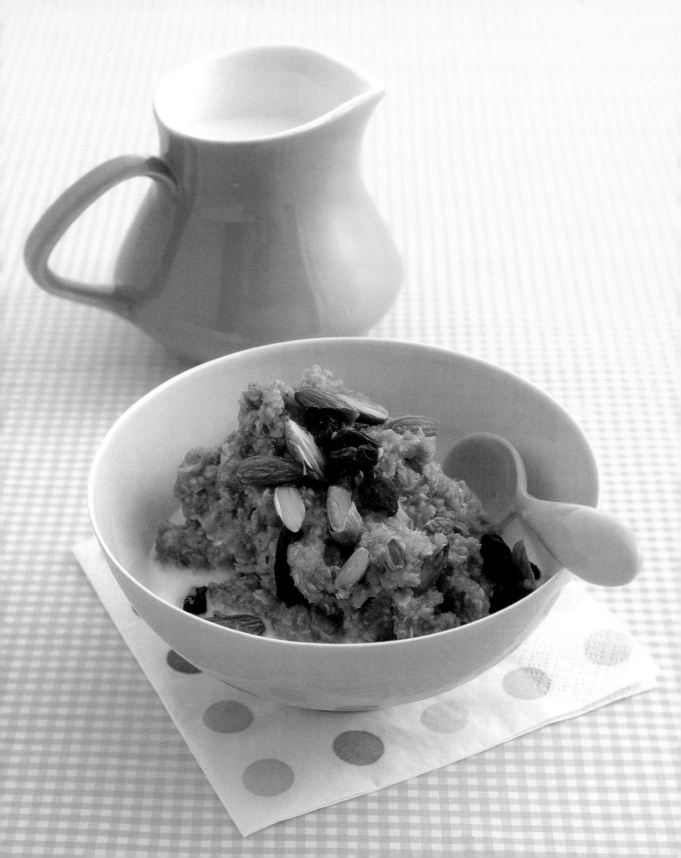

RECETAS PARA LA HORA DE LA COMIDA

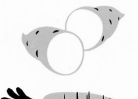

Sopa de Albóndigas

(CON ZANAHORIAS Y BATATAS)

Esta es una comida realmente fácil. Si no tengo tiempo o si no tengo purés de vegetales, corto bien finito la zanahoria y la batata crudas en la procesadora de alimentos; funciona igualmente bien.

Preparación: 20 minutos • Total: 35 minutos • Porciones: 10

- 3 onzas de pasta integral, tales como moñitos o rueditas
- Atomizador de aceite vegetal
- 1 cucharada de aceite de oliva
- 1 cebolla pequeña, picada
- 2 dientes de ajo, picados
- 1 lata (28-onzas) de tomates enteros pelados, con su jugo
- ¼ taza de puré de zanahorias
- 1½ cucharaditas de sal
- 3 tazas de caldo de carne vacuna o de pollo baja en grasa y en sodio
- 3 rebanadas de pan integral, cortadas en dados
- 1 huevo grande, apenas batido
- ¼ taza de puré de batata
- ¼ taza de leche descremada
- 2 cucharadas de queso parmesano rallado, y más para servir
- ¼ cucharadita de pimienta
- ¼ cucharadita de pimentón dulcen
- ½ libra de pavo magro molido

1 Cocinar la pasta en una olla grande con agua y sal hirviendo de acuerdo a las instrucciones del paquete hasta que estén al dente. Colar la pasta con un colador y reservar para más tarde.

2 Rociar un recipiente grande con un atomizador de aceite vegetal y colocar sobre fuego mediano. Cuando el recipiente esté caliente, agregar el aceite y luego la cebolla y el ajo. Cocinar revolviendo con frecuencia, hasta que la cebolla esté tierna pero no dorada, de 3 a 4 minutos.

3 Procesar los tomates y su jugo junto con el puré de zanahoria en una procesadora para alimentos o licuadora, luego agregar al recipiente anterior con ½ cucharadita de sal. Agregar el caldo, reducir el fuego al mínimo, y hervir a fuego lento, tapado, de 10 a 15 minutos.

4 Mientras tanto, colocar el pan en un cuenco grande. Agregar el huevo, el puré de batata, la leche, el queso parmesano, 1 cucharadita de sal, la pimienta y la paprika, y dejarlo en remojo hasta que el pan esté muy tierno. Revolver para desintegrar el pan, agregar el pavo molido, y mezclar hasta que quede homogéneo. Formar albóndigas pequeñas de ½ pulgada de diámetro.

5 Agregar las albóndigas al primer recipiente. Hervir a fuego lento, tapado, hasta que las albóndigas no estén más rosadas en el centro, de 12 a 15 minutos. Añadir a la pasta. Servir espolvoreado con queso Parmesano.

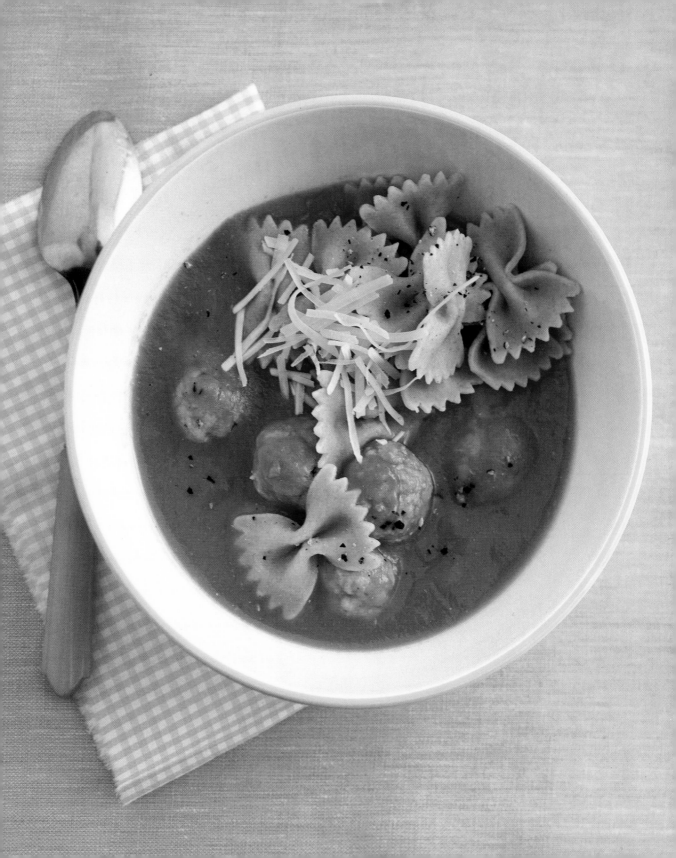

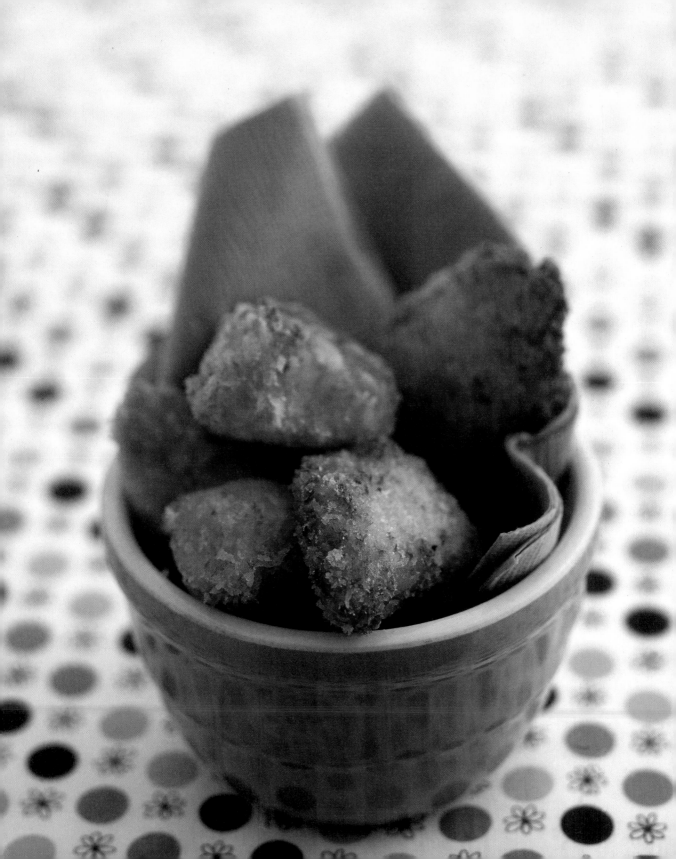

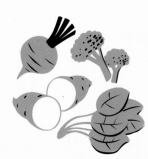

Trocitos de Pollo

(CON BRÓCOLI O ESPINACA O BATATA O REMOLACHA)

No conozco a ningún chico al que no le gusten los trocitos de pollo. ¡Simplemente no les digas lo que tienen escondido adentro!

Preparación: 10 minutos • Total: 20 minutos • Porciones: 4 • Sirve para llevar

- **1 taza de pan integral, blanco o panko (Japonés) rallado**
- **½ taza de harina de semillas de lino**
- **1 cucharada de queso parmesano rallado**
- **½ cucharadita de pimentón dulce**
- **½ cucharadita de ajo en polvo**
- **½ cucharadita de cebolla en polvo**
- 1 taza de puré de brócoli, espinaca, batata o remolacha
- **1 huevo grande, ligeramente batido**
- **1 libra de pechuga de pollo o de carne de pollo sin huesos, sin piel, lavada, secada y cortada en trocitos**
- **½ cucharadita de sal**
- **Atomizador de aceite vegetal**
- **1 cucharada de aceite de oliva**

1. En un cuenco, mezclar el pan rallado, la harina de semillas de lino, el queso parmesano, el pimentón dulce, el ajo y la cebolla en polvo. Mezclar bien con tus dedos.

2. En un cuenco poco profundo, mezclar el puré vegetal y el huevo con un tenedor y ubicar el cuenco cerca de la mezcla del pan rallado.

3. Espolvorear los trocitos de pollo con sal. Sumergirlos en la mezcla de huevo y luego rebozarlos en el pan rallado hasta que estén totalmente cubiertos.

4. Rociar una sartén antiadherente grande con un atomizador de aceite vegetal y ponerla sobre fuego mediano. Cuando la sartén esté caliente, agregar el aceite. Ubicar los trocitos de pollo en la sartén en una sola capa, prestando atención para no sobrecargar la sartén, y cocinar hasta que estén crocantes y dorados de un lado, para 3 de 4 minutos. Luego darles la vuelta y cocinar hasta que el pollo esté totalmente cocido, dorado y crocante por todos los lados, de 4 a 5 minutos más. (Cortar un trocito para verificar que está completamente cocido.) Servir caliente.

Variaciones

TROCITOS DE POLLO PARMESANO

Usa una sartén que se pueda poner en el horno para cocinar las trocitos rebozados en pan, luego verter con una cuchara una taza de salsa de tomate sobre ellos y espolvorear ½ taza de queso mozzarella parcialmente descremado y rallado. Hornear por 10 minutos a una temperatura de 400°F para derretir el queso.

TROCITOS DE PESCADO

Usa una libra de salmón, tilapia u otro pescado suave, fresco, sin espinas, sin piel, cortado en trozos pequeños en lugar del pollo. Rebozar y cocinar el pescado exactamente igual al pollo, pero reduce el tiempo de cocción de 2 a 3 minutos por cada lado.

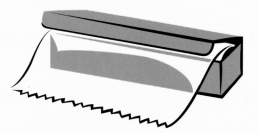

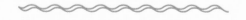

Joy: *Cuando preparas los trocitos con brócoli, tus hijos reciben la misma cantidad de calcio que si consumieran 4 onzas de leche, además de más del 100 por ciento del valor diario de vitamina C—particularmente importante para los chicos, dado que la vitamina C puede protegerlos contra los resfríos y puede ayudar a curar las heridas y raspaduras.*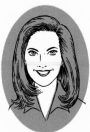

Comer Afuera

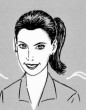

Cuando tienes niños pequeños, siempre buscas formas de reducir el estrés, y para mí eso significa evitar los restaurantes siempre que se pueda. El momento de la comida debería ser placentero, pero es difícil cuando te preocupa hacer demasiado ruido, cuando tienes que decirles a tus hijos que se sienten o que recojan la comida que se ha caído al piso. Y aun más importante, hasta en los restaurantes que tienen menús para chicos, es difícil encontrar comida saludable para los niños. Cuando mis hijos están en casa, al menos yo sé que están comiendo alimentos sanos.

Por supuesto, no puedes evitar comer afuera de vez en cuando, especialmente cuando estás viajando o en ocasiones especiales. De modo que en esos pocos días en que salimos con nuestros chicos, tratamos de seguir algunas reglas:

1 Trata de ir a un lugar donde los niños sean bienvenidos—los restaurantes con mesas apartadas son una opción excelente.

2 Ordena tan pronto como te sientes, o tan pronto como sea posible a partir de ese momento.

3 Pide la cuenta cuando te traigan la comida, de ese modo no tendrás que tratar de encontrar al camarero o la camarera *después* de que tus hijos ya hayan perdido la paciencia.

4 Evita el menú para niños si puedes. El perro caliente, la hamburguesa o el emparedado de queso gratinado comunes son generalmente mucho más grasosos y menos nutritivos que los platos principales para adultos, que además son perfectos para repartir entre dos o más chicos.

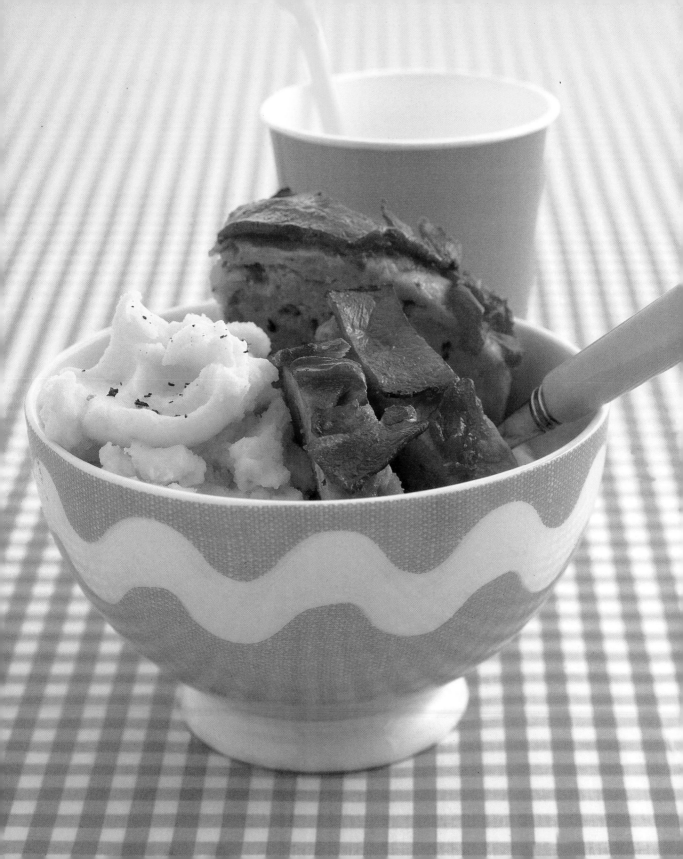

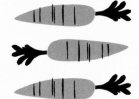

Pastel de Carne Italiano

(CON ZANAHORIA)

Esta es una ocasión perfecta para usar una procesadora de alimento para ahorrar tiempo. La zanahoria cruda finamente cortada funciona tan bien como el puré.

Preparación: 15 minutos • Total: 80 a 85 minutos • Porciones: 8 • Sirve para llevar

- **Atomizador de aceite vegetal**
- **1 taza de pan rallado estilo italiano (condimentado)**
- **½ taza de leche descremada**
- **2 cucharadas de aceite de oliva**
- **½ cebolla, finamente cortada**
- **2 ramas de apio, finamente cortadas**
- **1 libra de pavo magro molido**
- **½ taza de queso parmesano rallado**
- **½ taza de puré de zanahoria**
- **¼ taza de ketchup**
- **1 cucharadita de sal**
- **⅛ cucharadita de pimienta**
- **1 taza de salsa de tomate embotellada**
- **4 tajadas de tocino de pavo**

1 Precalentar el horno a 350°F. Rociar un molde para pan de 9x5 pulgadas con un atomizador de aceite vegetal.

2 En un cuenco grande, remojar el pan rallado en leche.

3 Rociar una sartén antiadherente grande con un atomizador de aceite vegetal y ponerla sobre fuego mediano. Cuando la sartén esté caliente, agregar el aceite. Agregar la cebolla y cocinar, revolviendo de vez en cuando, de 7 a 10 minutos. Añadir el apio y cocinar de 3 a 4 minutos más. Pasar toda la mezcla al cuenco con el pan rallado. Agregar el pavo, el queso parmesano, el puré de zanahoria, el ketchup, la sal y la pimienta y revolver para mezclar.

4 Pasar la mezcla al molde para pan y alisar la parte de arriba. Distribuir la salsa de tomate sobre el pastel de carne y tender las tiras de tocino arriba. Hornear hasta que el centro del pastel de carne ya no esté rosado y el tocino comience a dorarse, de 45 a 50 minutos. Cortar en rebanadas y servir.

Julian: ¡A mí me gusta el pastel de carne!

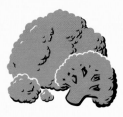

Puré de Papas

(CON COLIFLOR)

Esta receta puede hacerse con cualquier tipo de papa, pero con las papas para asar se hacen los purés más suaves y esponjosos.

Preparación: 5 minutos • Total: 45 minutos • Porciones: 4

- **1 libra de papas para asar, peladas y cortadas en cubos**
- **1 cucharadita de sal**
- **½ taza de puré de coliflor**
- **2 cucharadas de margarina para untar sin grasa trans**
- **½ taza de suero de leche bajo en grasa (1 por ciento)**

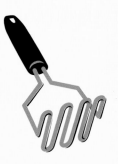

1 Poner las papas y la sal en una olla grande y agregar suficiente agua como para cubrir las papas con aproximadamente 3 pulgadas. Poner la olla sobre fuego alto hasta que rompa el hervor, luego reducir el fuego y dejar que hierva a fuego lento hasta que las papas estén tiernas cuando se las pincha con un tenedor, de 15 a 20 minutos. (O cocinar al vapor por aproximadamente 30 minutos.) Escurrir bien en un colador.

2 Poner un pasapurés sobre la olla y pasar las papas a través de él en tandas. (O devolver las papas a la olla y deshacerlas con un aplasta papas.) Incorporar el puré de coliflor, la margarina y el suero de leche y batir con una cuchara grande hasta que las papas estén cremosas y sin grumos.

Shepherd: ¡Umm… muy bueno!

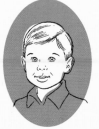

Mantén un Horario

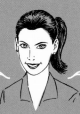

YO TRATO DE EVITAR los cambios de humor provocados por el hambre en mis hijos siendo tan disciplinada conmigo misma en cuanto a mis horarios como la vida con niños pequeños me lo permite. Es difícil de lograr pero he descubierto que los estados de ánimo de mis chicos se vuelven más predecibles cuando comen en su horario. ¡Yo sé cómo me pongo cuando tengo hambre! De modo que hago todo lo posible para que los horarios de sus comidas sean los mismos, o lo más aproximados posible, todos los días y trato de asegurarme de que sus comidas o meriendas estén programadas cada 2¹⁄₂ ó 3 horas entre sí.

Nuestro horario de comidas

Desayuno a las 7:00 A.M.

Merienda de la mañana
a las 10:00 A.M.

Almuerzo a las 12:30 P.M.

Merienda de la tarde
a las 3:00 P.M.

Cena a las 5:30 P.M.

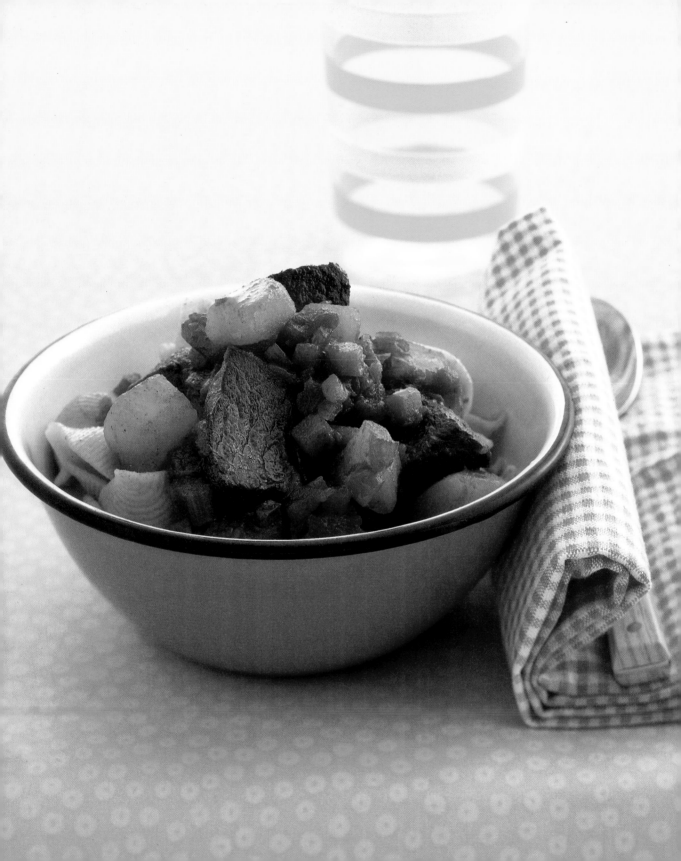

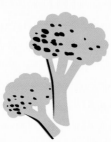

Estofado de Carne

(CON BRÓCOLI)

Antes de servirles a los chicos, yo deshago la carne cocida con una cuchara de madera y después sirvo todo sobre la pasta o el arroz. Para los adultos, puedes dejar la carne en apetitosos trozos grandes.

Preparación: 25 minutos • Total: 5½ horas • Porciones: 8 a 10

- 1 cebolla mediana, cortada en cuartos
- 2 zanahorias medianas, cortadas en trozos grandes
- 2 ramas de apio, cortadas en trozos grandes
- 2 dientes de ajo, machacados
- 3 libras de carne de res para estofar sin hueso cortada en cubos de 1 pulgada
- ⅓ taza de harina común
- 1 cucharadita de sal
- ¼ cucharadita de pimienta
- Atomizador de aceite vegetal
- 1 cucharada de aceite de oliva
- 3 tazas de caldo de carne de res bajo en sodio y en grasa
- 1 lata (15 onzas) de tomates picados, con su jugo
- 1 papa grande, de cualquier tipo, pelada y cortada en cubos de ½ pulgada
- ½ taza de puré de brócoli

1 Mezclar la cebolla, las zanahorias, el apio y el ajo en la procesadora y procesar hasta que estén picados en trozos muy pequeños; dejar a un lado.

2 En una bolsa herméticamente cerrada o en un cuenco grande, sacudir la carne con la harina, la sal y la pimienta hasta que la carne esté rebosada de forma uniforme.

3 Rociar una sartén antiadherente grande con un atomizador de aceite vegetal y ponerla sobre fuego mediano. Cuando la sartén esté caliente, agregar el aceite, luego agregar la mitad de la carne y dorarla por todos sus lados de 3 a 4 minutos. Pasarla a una olla grande. Cocinar el resto de la carne del mismo modo e incorporarla a la olla.

4 Agregar la cebolla cortada, la zanahoria, el apio y el ajo a la sartén, reducir a fuego mediano y cocinar de 6 a 7 minutos o hasta que los vegetales empiecen a ablandarse. Agregarlos a la olla.

5 Añadir el caldo de carne, los tomates y su jugo y el puré de brócoli, tapar y esperar hasta que comience a hervir. Luego reducir el fuego y dejar que se cocine a fuego lento por 4 horas. Agregar las papas y cocinar hasta que la carne esté muy tierna y comience a deshacerse, de 4½ a 5 horas en total.

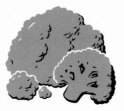

Ensalada de Pollo

(CON COLIFLOR)

Los chicos aman las uvas, de modo que esto constituye un almuerzo fantástico para toda la familia. Usar el sobrante de pollo asado ahorra tiempo; del mismo modo ahorra tiempo usar una procesadora para cortar el apio.

Preparación: 20 minutos • Total: 45 minutos • Porciones: 4

- **2 huevos grandes**
- **1 libra de pequeñas pechugas de pollo sin hueso o pechuga de pollo, lavadas y secadas**
- **1 cucharadita de sal**
- **¼ cucharadita de chile en polvo o al gusto**
- **¼ cucharadita de pimentón dulce**
- **¼ cucharadita de ajo en polvo**
- **Atomizador de aceite vegetal**
- **1 cucharadita de aceite de oliva**
- **¾ taza de mayonesa reducida en grasa**
- **2 ramas de apio, finamente cortadas (aproximadamente ¾ taza)**
- **½ taza de puré de coliflor**
- **½ taza de yogur descremado sin sabor**
- **½ taza de uvas verdes, cortadas en trozos grandes**

1 Poner los huevos en una pequeña cacerola y agregar agua hasta cubrirlos. Tapar, poner la cacerola sobre fuego alto y esperar a que rompa el hervor, luego sacar del fuego y dejar reposar, todavía tapado, por exactamente 15 minutos. Poner los huevos debajo de agua fría para enfriarlos y luego pelarlos. Separar las yemas de las claras. Picar las claras y desechar las yemas (o guardarlas en el refrigerador para otro uso).

2 Condimentar el pollo con sal, chile en polvo, pimentón dulce y ajo en polvo. Rociar una sartén antiadherente con un atomizador de aceite vegetal y ponerla sobre fuego mediano. Cuando la sartén esté caliente, agregar el aceite y luego el pollo. Para los bistecs, cocinar de 4 a 5 minutos por cada lado hasta que estén ligeramente dorados o dejen de estar rosados en el centro. Para la pechuga de pollo, cocinar 5 minutos de cada lado, reducir a fuego lento, tapar y cocinar por otros 9 a 10 minutos. Dejar que el pollo se enfríe ligeramente y luego cortarlo en trozos del tamaño de un bocado.

3 En un cuenco grande, mezclar el pollo, la mayonesa, el apio, el puré de coliflor, el yogur, las uvas y las claras de huevos picadas. Servir caliente o fría.

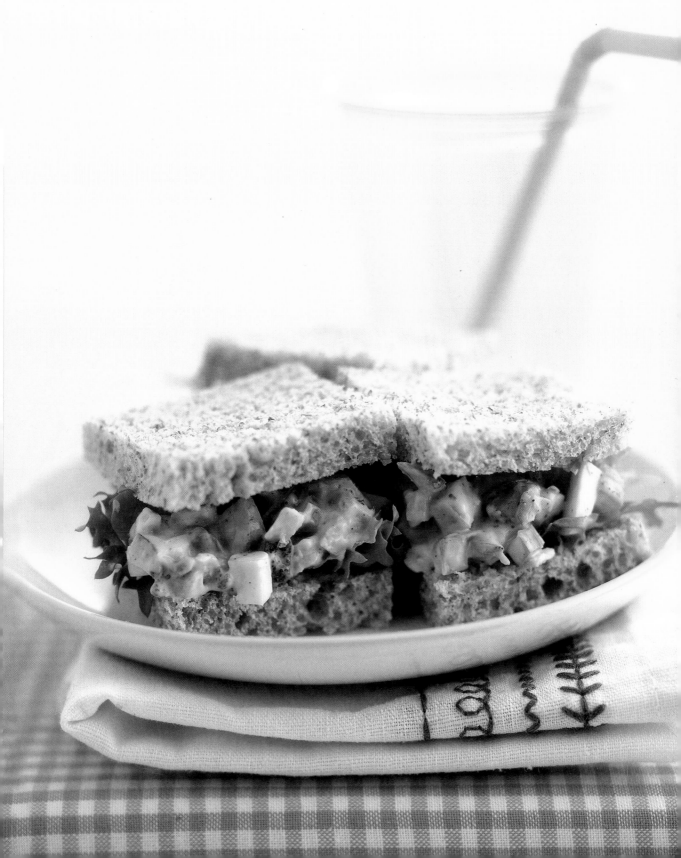

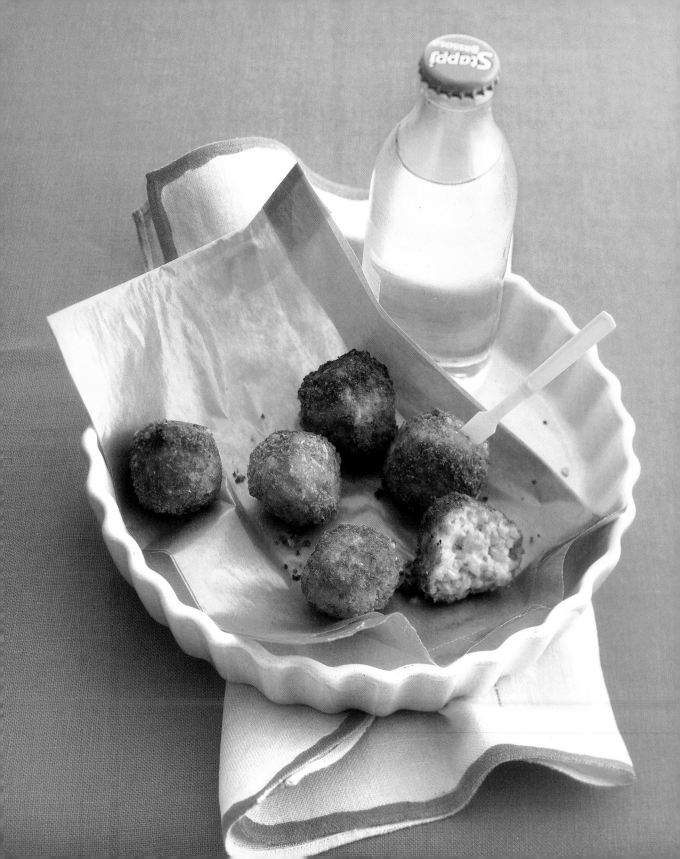

Croquetas de Arroz

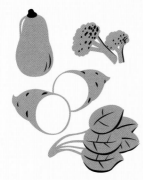

(CON BATATA Y ESPINACA O BRÓCOLI O CALABAZA)

Si se rocían estas ricas croquetas con un atomizador de aceite vegetal varias veces mientras se están dorando se les forma una costra crujiente parecida a la de las frituras en mucho aceite, pero sin necesidad de freírlas en mucho aceite. Si dejas afuera el pollo, las croquetas de arroz se convierten en un fantástico plato para los vegetarianos.

Preparación: 30 minutos • Total: 40 minutos • Porciones: de 6 a 8 (como 40 croquetas de arroz)

- ½ taza de arroz integral de grano corto (o 1 taza de arroz cocido sobrante)
- Atomizador de aceite vegetal
- 3 cucharaditas de aceite de oliva
- ¼ de libra de bistecs de pollo, lavados y secados
- 1¼ cucharaditas de sal
- ⅛ cucharadita de pimienta
- ½ taza de puré de batata
- ¼ taza de queso cheddar bajo en grasa rallado
- ¼ taza de suero de leche bajo en grasa (1 por ciento)
- 1 huevo grande, ligeramente batido
- ½ taza de puré de espinaca o brócoli o calabaza
- 1½ tazas de migas de galletas de trigo integral o pan integral rallado

1. Poner el arroz en una pequeña cacerola con 1 taza de agua; tapar y esperar a que rompa el hervor. Reducir el fuego al mínimo y cocinar hasta que el arroz esté tierno, de 30 a 40 minutos. También puedes usar tu vaporera.

2. Mientras tanto, rociar una sartén antiadherente grande con un atomizador de aceite vegetal y ponerla sobre fuego mediano. Cuando la sartén esté caliente, agregar una cucharadita de aceite. Espolvorear el pollo con ¼ de cucharadita de sal y la pimienta, y cocinar hasta que ya no esté rosado en el centro, de 4 a 5 minutos por cada lado.

3. Cortar el pollo en trozos grandes y ponerlos en la procesadora o licuadora. Agregar el puré de batata, el queso, 1 cucharadita de sal y el suero de leche, y mezclar o licuar hasta que esté suave. Pasar la mezcla a un cuenco grande y añadir el arroz cocido revolviendo. Formar bolitas de 1 pulgada con la mezcla y ubicarlas sobre una hoja de papel de cera o de aluminio.

4 En un cuenco poco profundo, batir el huevo y el puré vegetal con un tenedor. Poner las migas en otro cuenco. Sumergir las croquetas de arroz, una por una, en la mezcla de huevo y luego hacerlas girar en las migas para rebosarlas en forma pareja.

5 Rociar una sartén antiadherente grande con un atomizador de aceite vegetal y ponerla sobre fuego mediano. Cuando la sartén esté caliente, agregar las dos cucharaditas de aceite restantes. Agregar las croquetas de arroz y cocinar de 5 a 7 minutos, dándoles vueltas de tanto en tanto y rociándolas con el atomizador de aceite hasta que estén doradas y crujientes por todos los lados. Servir calientes.

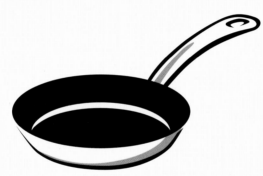

Mi Programa para las Comidas

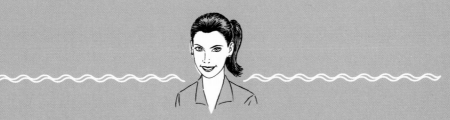

DESPUÉS DE ATRAVESAR con gran esfuerzo distintas fases irritantes en las que mis chicos no comían más que la pasta que había en sus platos e ignoraban los vegetales y las proteínas, se me ocurrió la idea de servir platos separados de modo que no se concentraran simplemente en un alimento y dejaran el resto a un lado.

1 Mientras estoy preparando la comida, pongo una bandeja de vegetales picados sobre la mesa con pequeños platitos de crema agria baja en grasa o salsa griega (página 123), y los chicos se entretienen con eso mientras esperan el plato principal.

2 A continuación, sirvo los trocitos de pollo, pescado o tofu.

3 Una vez que han comido unos cuantos bocados, entonces viene la guarnición de vegetales, tales como brócoli, zanahorias o arvejas cocidas al vapor (y yo rezo en silencio para que las coman).

4 Luego viene la pasta o el arroz ya que ésta es la parte fácil de la comida en nuestra casa.

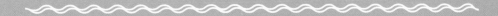

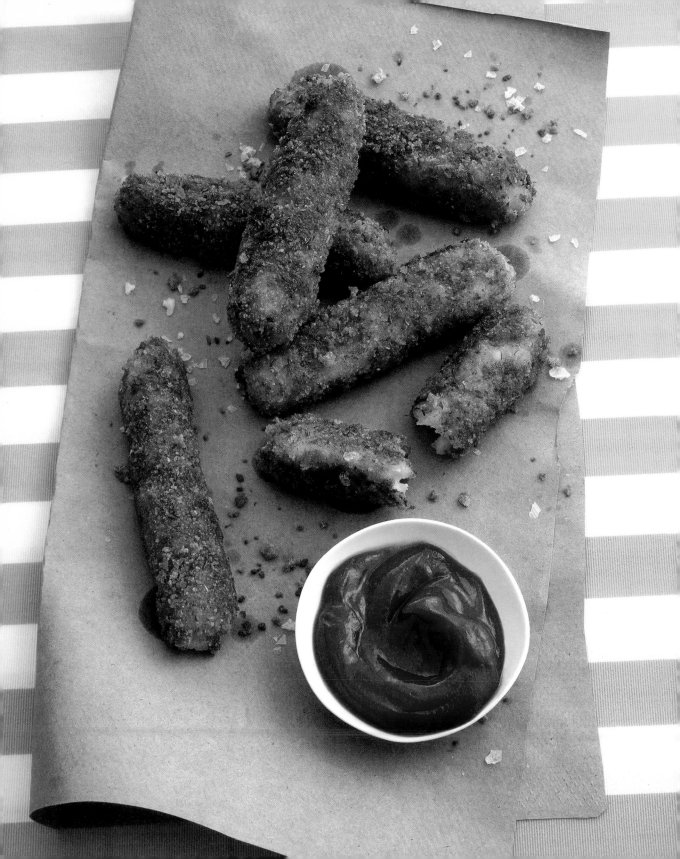

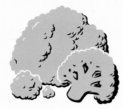

Bastoncitos de Mozzarella

(CON COLIFLOR)

Todavía no puedo creer que haga bastoncitos de mozzarella en casa; siempre me pareció que daban demasiado trabajo. Estos son muy fáciles y el queso esconde por completo el puré de coliflor.

Preparación: 20 minutos • Total: 45 minutos
Porciones: 8 bastoncitos de mozzarella • Sin carne

- 1 taza de pan integral rallado
- 1 cucharada de harina de semillas de lino
- 1 cucharada de semillas de sésamo (opcional)
- 1 taza de queso mozzarella parcialmente descremado y rallado
- ½ taza de puré de coliflor
- 1 cucharada de maicena
- Atomizador de aceite vegetal
- 1 cucharada de aceite de oliva
- ¼ cucharadita de sal

1 En un cuenco, mezclar sacudiendo el pan rallado con la harina de semillas de lino y las semillas de sésamo.

2 En otro cuenco, revolver el queso mozzarella, el puré de coliflor y la maicena hasta que estén bien mezclados. Darles la forma de ocho varitas de 2 x ½ pulgadas. Rebozar cada varita con el pan rallado con mucha suavidad, luego envolverlas en papel de aluminio o papel de cera y ponerlas en el congelador por 20 minutos.

3 Rociar una sartén antiadherente grande con un atomizador de aceite vegetal y ponerla sobre fuego mediano. Cuando la sartén esté caliente, agregar el aceite. Acomodar las varitas de mozzarella en la sartén en una sola capa, cuidando que no estén demasiado apretadas. Cocinar de 3 a 4 minutos, dándoles vueltas de vez en cuando hasta que la cubierta de pan comience a dorarse. Espolvorear con sal y servir con ketchup.

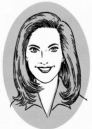

Joy: El queso bajo en grasa es una mejor fuente de calcio que el entero porque al quitar la grasa queda más lugar para absorver el calcio que brinda este producto lácteo.

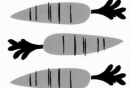

Ketchup Casero

(CON ZANAHORIA)

¿No es verdad que todos los chicos aman el ketchup?

Preparación: 5 minutos • Total: 25 minutos • Porciones: 1 taza

- **1 lata (6 onzas) de concentrado de tomate**
- ½ taza de puré de zanahoria
- **¼ taza de agua**
- **2 cucharadas de vinagre de manzana**
- **2 dientes de ajo, picados**
- **1 cucharada de azúcar rubia o morena compacta (opcional)**
- **½ cucharadita de mostaza seca**
- **¼ cucharadita de sal**
- **¼ cucharadita de pimienta de Jamaica molida**
- **¼ cucharadita de chile en polvo, o al gusto**

1 Mezclar revolviendo todos los ingredientes en una gran cacerola y, sobre fuego mediano, esperar a que rompa el hervor. Reducir el fuego y dejar hervir a fuego lento hasta que la mezcla se haya reducido a aproximadamente la mitad, de 15 a 20 minutos. Dejar enfriar antes de servir.

2 Guardar en el refrigerador en un recipiente herméticamente cerrado hasta por 5 días, o en el congelador en cantidades de ¼ de taza en bolsitas para meriendas bien cerradas hasta por 3 meses.

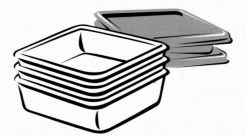

(OTRAS) MADRES SABEN MÁS
(SEGUNDA PARTE)

"Cuando le hiervo vegetales a Olivia, se los hiervo con un cubito de caldo orgánico de pollo por un minuto. Los vegetales quedan crujientes y con un poquito de sabor a pollo y sal. A ella le encanta como saben (¡y no los come de otra forma!). O los rocío con un poquito de aceite de oliva y sal y los horneo a 350°F por 15 minutos."

—Christina, Los Ángeles
MADRE DE OLIVIA, 5 AÑOS, Y GRIFFIN, 1 AÑO

"A Jacob realmente le encanta el aderezo de las ensaladas pero no toca la ensalada. Le damos pepinos (¡no me preguntes por qué eligió los pepinos!) que él puede mojar en aderezo. Eso parece funcionar como por encanto. También le gusta la salsa de soja, de modo que si sofrío la espinaca en salsa de soja con grandes cantidades de limón, comerá eso de vez en cuando. Charlie come las cabecitas de brócoli embebidas en salsa de soja, y a los dos les encanta un poco de miel sobre las manzanas."

—Tina, San Francisco
MADRE DE JACOB, 8 AÑOS, Y CHARLIE, 5 AÑOS

"Jackson no come ni un solo vegetal. He tratado cubriéndolos con mantequilla, sofriéndolos y hasta agregándoles azúcar morena. Nada funciona. He apelado al recurso de convertirlos en jugo y eso sí lo toma. Jugo de zanahoria fresca con una manzana y una pequeña remolacha incluida. Seguiré tratando con los vegetales Algún día los comerá, ¡espero!"

—Lorna, Nueva York
MADRE DE JACKSON, 3 AÑOS

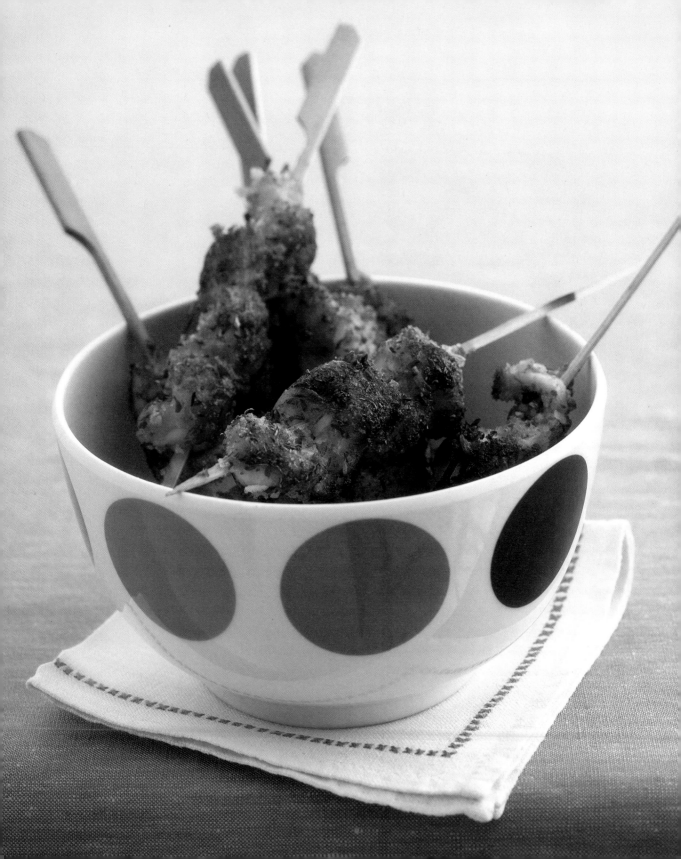

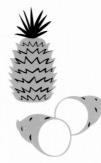

Brochetas de Pollo a la Hawaiana

(CON BATATA Y PIÑA)

Crujiente y dulce, una combinación ideal para los chicos. Puedes suprimir el coco si a tus hijos no les gusta, pero una vez que el pollo está cocido es muy difícil que lo puedan notar.

Preparación: 15 minutos • Total: 25 minutos • Porciones: 4 • Sirve para llevar

- 1 taza de pan integral rallado
- ¼ taza de harina de semillas de lino
- ½ taza de puré de batata
- ¼ taza de puré de piña
- 1 cucharada de salsa de soja baja en sodio
- 1 clara de un huevo grande, ligeramente batida
- ¼ taza de coco rallado no endulzado
- 1 libra de pechuga de pollo o carne tierna de pollo sin huesos, sin piel, lavada, secada y cortada en forma de "dedos"
- ¼ cucharadita de sal
- 2 cucharadas de harina común o integral
- Atomizador de aceite vegetal
- 1 cucharada de aceite de oliva
- 10 a 12 pinchos de madera cortos

1 En un cuenco, mezclar el pan rallado con la harina de semillas de lino. Poner a un lado.

2 En un segundo cuenco amplio y poco profundo, mezclar con un tenedor el puré de ba-

tata y el de piña, la salsa de soja, la clara de huevo y el coco; ubicar cerca del pan rallado.

3 Ensartar los dedos de pollo a lo largo en los pinchos, usando un pincho para cada dedo de pollo. Espolvorear ambos lados de los pinchos de pollo con sal y después con harina. Introducir el pollo en la mezcla de clara de huevo y después rebozarlos en el pan rallado hasta que estén totalmente cubiertos.

4 Rociar una sartén antiadherente grande con un atomizador de aceite vegetal y ponerla sobre fuego mediano. Cuando esté caliente, agregar el aceite.

5 Agregar el pollo en una sola capa y dorarlo de 3 a 4 minutos de un lado, hasta que la cubierta de pan rallado esté crocante y dorada. (Bajar el fuego si el pan se dora demasiado rápido; el coco se quema con facilidad.) Girar las brochetas y cocinar de 4 a 5 minutos más, hasta que el pollo esté cocido totalmente y dorado por todos lados.

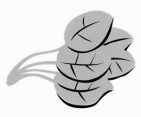

Pizzas Árabes

(CON ESPINACA)

Esta comida se prepara en solo 3 minutos, y mis hijos quedan fascinados con su propia pizza personal. Si tengo un sobrante de salsa Boloñesa, la uso en lugar de la salsa de tomate.

Preparación: 3 minutos • Total: 18 minutos
Salen 8 pizzas pequeñas • Sin carne

- **8 panes árabes integrales (de 4 pulgadas cada uno)**
- ½ taza de puré de espinaca
- **2 tazas de salsa de tomate embotellada**
- **2 tazas de queso mozzarella parcialmente descremado y cortado en rebanadas muy finas**

1 Precalentar el horno a 400°F.

2 Untar el puré de espinaca sobre cada pan árabe de modo que la espinaca llegue hasta más o menos ½ pulgada del borde. Extender la salsa sobre la espinaca; debería cubrir la espinaca y llegar hasta aproximadamente ¼ de pulgada del borde del pan. Ahora poner el queso sobre la salsa, cubriendo todas las partes verdes visibles.

3 Ubicar las pizzas sobre una plancha forrada con papel de aluminio y hornear hasta que el queso se derrita y comience a dorarse, de 5 a 10 minutos. Dejar que las pizzas se enfríen durante 5 minutos antes de servirlas de modo que el queso se enfríe y no se despegue (y la espinaca permanezca totalmente invisible).

Joy: *El puré de espinaca en estas pizzas pequeñas les provee a tus hijos una abundante dosis de beta caroteno, más 3 gramos de fibra. La salsa de tomate agrega licopeno (un potente antioxidante que ayuda a mejorar la salud general).*

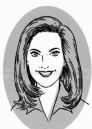

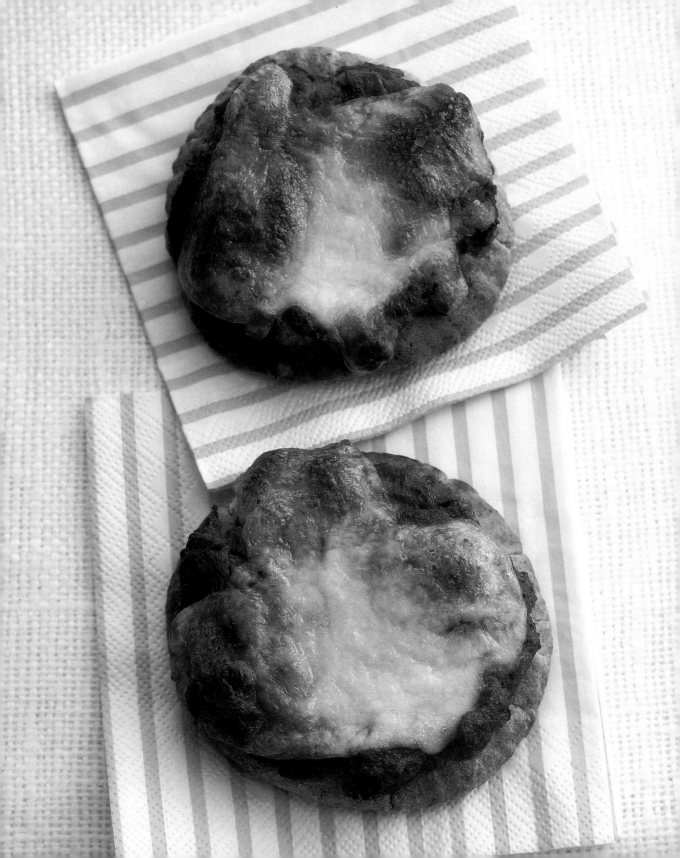

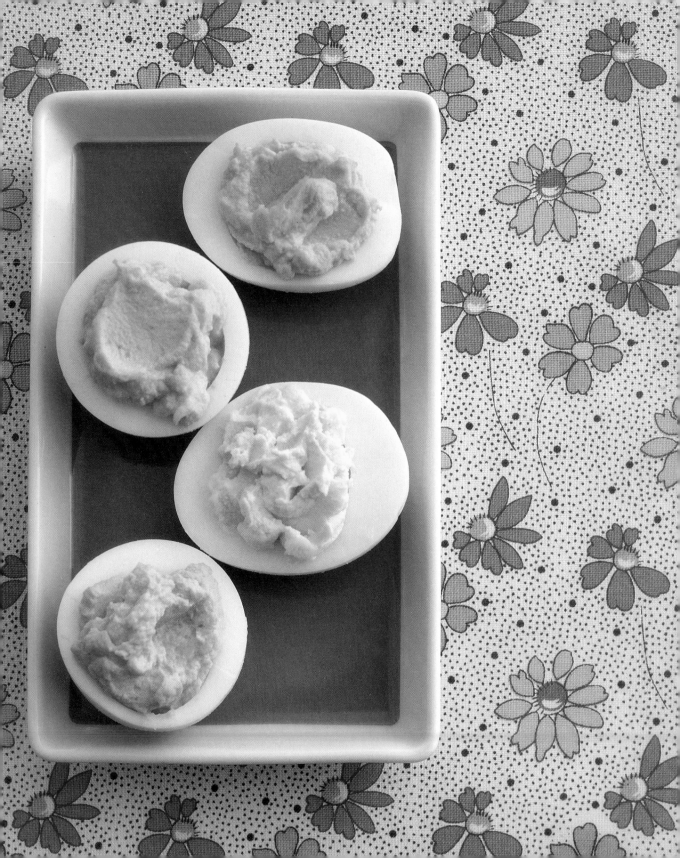

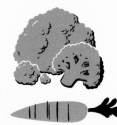

Huevos Rellenos

(CON COLIFLOR O ZANAHORIA)

Este clásico modernizado luce y sabe exactamente igual que el original pero es mucho más sano para tus hijos.

Total: 25 minutos • Porciones: 6 • Sirve para llevar

- **6 huevos grandes**
- **3 cucharadas de mayonesa baja en grasa**
- **¼ taza de puré de coliflor o zanahoria**
- **⅛ cucharadita de sal**
- **Pimienta y pimentón dulce al gusto y para la presentación (opcional)**

1 Poner los huevos en una cacerola y agregar agua fría hasta cubrirlos. Poner la cacerola sobre fuego alto, tapar y esperar a que el agua rompa el hervor. Inmediatamente, sacar la cacerola del fuego y dejarla reposar, todavía tapada, por exactamente 15 minutos. Sacar los huevos, enfriarlos bajo agua fría de la canilla y pelarlos.

2 Cortar los huevos en mitades a lo largo y quitar las yemas. Poner tres de las yemas en un bol y desechar el resto (o guardar para otra comida).

3 Agregar la mayonesa, el puré vegetal y la sal y aplastar todo junto con un tenedor.

4 Llenar cada mitad de huevo con esa mezcla.

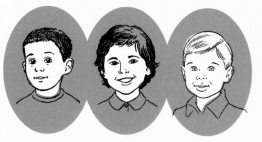

Julian: *Umm, me gusta la parte blanca.*

Sascha: *Me gusta la parte amarilla.*

Shepherd: *Me gusta todo.*

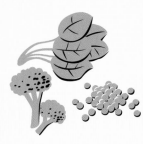

Trocitos de Tofu

(CON ESPINACA O BRÓCOLI O ARVEJAS)

¿Piensas que tus chicos no van a tocar el tofu? Cuando sirvo estos trocitos, mis chicos piensan que están comiendo pollo o queso.

**Preparación: 15 minutos • Total: 25 minutos • Porciones: 4 •
Sirve para llevar • Sin carne**

- 1 taza de pan integral o blanco rallado
- 1 cucharada de harina de semillas de lino
- 1 cucharada de queso parmesano rallado
- ½ cucharadita de pimentón dulce
- 1 taza de puré de espinaca o brócoli o arvejas
- 1 huevo grande, ligeramente batido
- 1 paquete (14 onzas) de tofu extra firme (preferentemente con calcio)
- ½ cucharadita de sal
- Atomizador de aceite vegetal
- 1 cucharada de aceite de oliva

1 En un cuenco, revolver mezclando el pan rallado, la harina de semillas de lino, el queso parmesano y el pimentón dulce. Poner a un lado.

2 En otro cuenco poco profundo, mezclar el puré de espinaca y el huevo con un tenedor y ponerlo cerca de la mezcla con pan rallado.

3 Cortar el tofu en rebanadas de ½ pulgada de espesor y convertirlas en cubos o cortarlas dándoles distintas formas con un moldecito para galletitas. Espolvorear ambos lados con sal. Pasar los trocitos de tofu por la mezcla del puré, después rebozarlos en el pan rallado hasta que el tofu esté completamente cubierto y no puedas ver el puré.

4 Rociar una sartén antiadherente grande con un atomizador de aceite vegetal y ponerla sobre fuego mediano. Cuando la sartén esté caliente, agregar el aceite.

5 Incorporar los trocitos de tofu en una sola capa (¡ten cuidado de no sobrecargar la sartén!) y cocinar hasta que estén bien dorados de un lado, de 3 a 4 minutos. Darles vuelta y cocinar hasta que la cobertura de pan rallado esté crocante y dorada, de 2 a 3 minutos más.

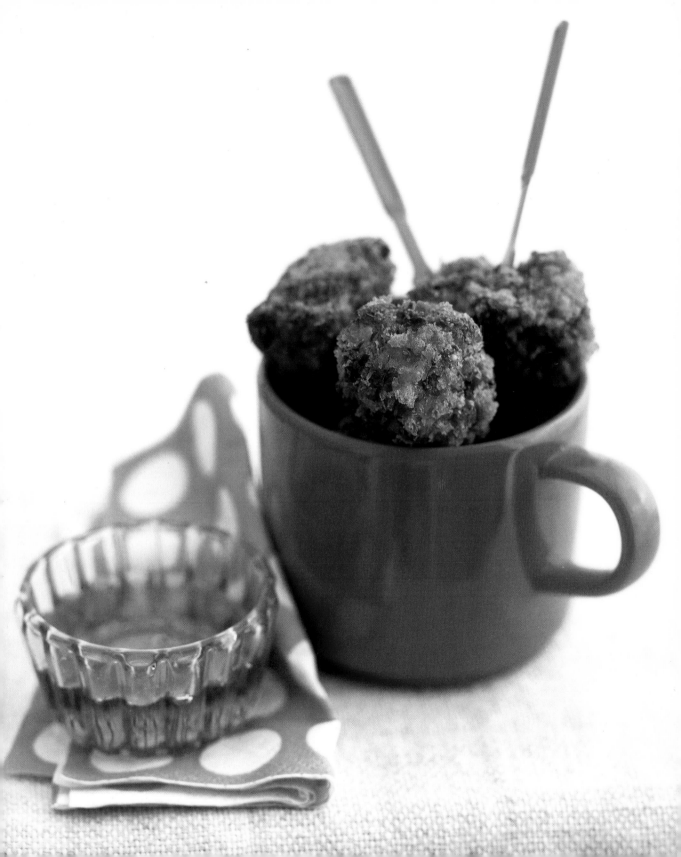

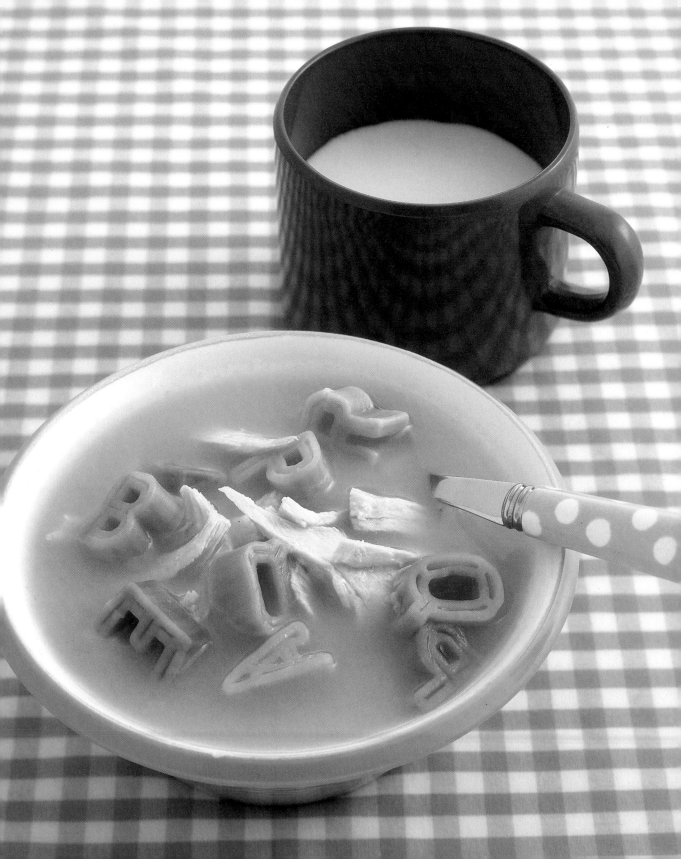

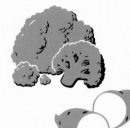

Sopa Alfabética de Pollo

(CON COLIFLOR Y BATATA)

¡Esto no es mucho más difícil que abrir una lata! Si a tus hijos no les gustan los pedazos grandes de pollo, hazlo puré antes de agregarlo a la sopa; nunca sabrán que está allí. Y ésta es una buena oportunidad para aprovechar los restos de pollo asado.

Total: 45 minutos • Porciones: 8

- **3 cuartos de caldo de pollo bajo en sodio, bajo en grasa**
- **1 pechuga de pollo con hueso (más o menos ½ libra), lavada y secada, sin piel**
- **½ cucharadita de sal**
- **½ taza de fideos de letras**
- ¼ taza de puré de coliflor
- ¼ taza de puré de batata

1 Llevar el caldo al punto de hervor en una olla grande. Espolvorear todo el pollo con la sal, luego deslizarlo con cuidado dentro del caldo. Bajar inmediatamente el fuego, tapar la olla y esperar hasta que el pollo esté totalmente cocido, de 25 a 30 minutos.

2 Sacar el pollo con una cuchara calada y dejarlo enfriar sobre un plato de 3 a 4 minutos, hasta que esté lo suficientemente frío como para manipularlo fácilmente. Luego desprender el hueso de la carne (desechar el hueso), cortar la carne en trocitos del tamaño de un bocado y dejar a un lado.

3 Volver a poner a hervir a fuego lento el caldo e incorporar la pasta. Agregar los purés de coliflor o batata, revolver y hervir a fuego lento de 5 a 6 minutos o hasta que la pasta esté cocida. Añadir el pollo y revolver. Servir caliente.

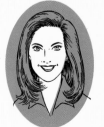

Joy: Los purés de batata y coliflor les proveen a los chicos vitaminas A y C, buenas para la visión, la piel y el sistema inmunológico.

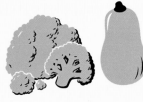

Macarrones con Queso 1

(CON CALABAZA O COLIFLOR)

Yo dejo una caja de macarrones con queso sobre la mesa y los chicos naturalmente suponen...

Preparación: 5 minutos • Total: 25 minutos • Porciones: 4 • Sirve para llevar

- **1½ tazas de macarrones en forma de codos**
- **Atomizador de aceite vegetal**
- **1 cucharada de aceite de oliva**
- **1 cucharada de harina común**
- **½ taza de leche descremada**
- **½ taza de puré de calabaza o coliflor**
- **1½ tazas de queso cheddar bajo en grasa, rallado (aproximadamente 8 onzas)**
- **4 onzas (casi ¼ taza) de queso crema bajo en grasa o sin grasa**
- **½ cucharadita de sal**
- **⅛ cucharadita de pimentón dulce**
- **⅛ cucharadita de pimienta**

1 Llevar al punto de hervor una olla grande de agua salada, agregar los macarrones y cocinar de acuerdo con las indicaciones del paquete hasta que estén al dente. Escurrir en un colador.

2 Mientras los macarrones se están cocinando, rociar una cacerola grande con un atomizador de aceite vegetal y calentarla sobre fuego mediano. Agregar el aceite, después la harina y cocinar revolviendo constantemente hasta que la mezcla se parezca a una pasta espesa pero no se haya dorado, de 1 a 2 minutos.

3 Añadir la leche y cocinar, revolviendo de vez en cuando, hasta que la mezcla comience a espesarse, de 3 a 4 minutos. Agregar el puré vegetal, el queso cheddar, el queso crema y los condimentos y revolver hasta que el queso esté derretido y la salsa esté homogénea. Incorporar los macarrones, revolver y servir caliente.

Joy: Ésta es una gran fuente de calcio: una porción provee el equivalente a una taza de leche. Y dado que lleva queso bajo en grasa, los chicos reciben todo ese calcio maravilloso sin la grasa saturada de la receta tradicional.

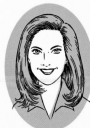

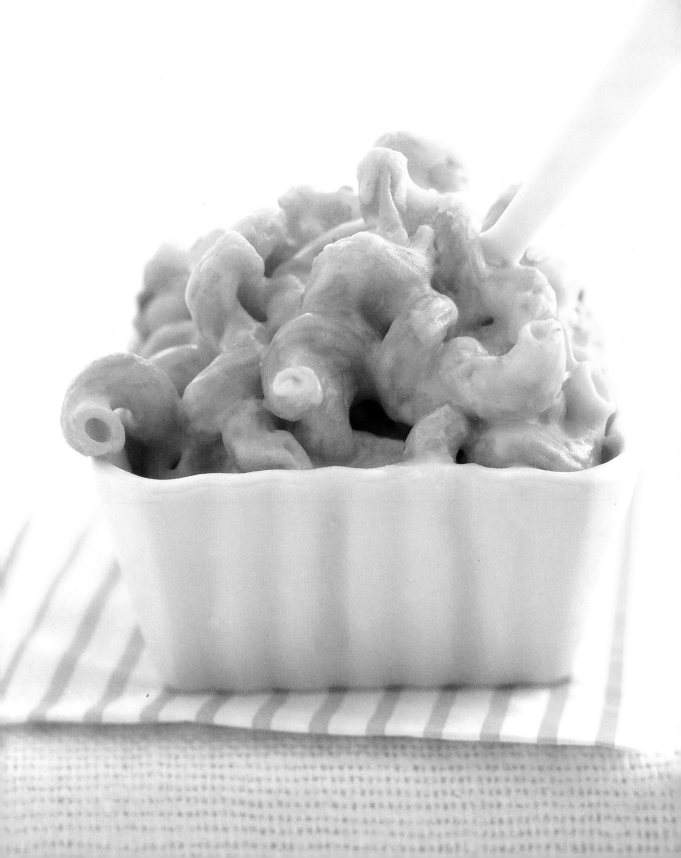

Una Merienda Para Llevar

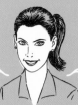

CUANDO LOS INVITAN a jugar, yo mando a mis hijos con meriendas para compartir con sus amigos. Suena fastidioso, pero muy a menudo mis hijos llegan malhumorados—ya sea por meriendas con mucha azúcar o porque no han comido nada. Ahora, les pido a mis hijos que me sugieran una merienda que les gustará a ellos y a sus amigos. Eligen la lonchera o bolsa que está de onda en ese momento (también les gusta colorear o poner pegatinas en bolsas de papel marrón), y juntos la llenamos con lo que hayan elegido. Siempre vuelve a casa vacía.

ALGUNAS DE LAS MERIENDAS FAVORITAS EN MI FAMILIA:

- *Rebanadas de manzana rociadas con un poquito de jugo de limón (así no se ponen marrones)*
- *Bastoncitos de mozzarella o queso cheddar (página 91)*
- *Panecillos saludables (páginas 50, 58, 61, 63)*
- *Bastoncitos de pepino o zanahoria*
- *Pan de banana (página 54)*
- *Galletas con pedacitos de chocolate (página 177)*

MIS AMIGOS QUE SON PADRES TUVIERON ESTAS IDEAS:

- *Galletas con queso cheddar bajo en grasa*
- *Rebanadas enrolladas de queso bajo en grasa o pechuga de pavo*
- *Pasas de uvas, arándanos y otras frutas secas mezcladas con semillas de girasol*
- *Gorilla Munch*
- *Rebanadas de pepino inglés con sal*
- *Pistachos y nueces*
- *Cubitos de sandía*
- *Granola orgánica*
- *Mantequilla de maní (con manzana, banana o galletas de arroz)*
- *Uvas congeladas*
- *Chispas de soja*
- *Chispas de vegetales*
- *Cheerios—MultiGrain, Honey Nut u otros cereales comunes*
- *Yogures bajos en azúcar y en pomos (ponlos en el congelador para que sean fáciles de comer). A mí me gusta los de Stonyfield Farms.*
- *Tiritas de frutas orgánicas deshidratadas (sin azúcar o colorantes)*
- *Barras de trigo integral e higo*
- *Pretzels de salvado de avena*
- *Gofres de trigo integral congelados*
- *Galletas Graham bajas en grasa*
- *Chispas de pan árabe*

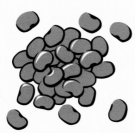

Macarrones con Queso 2

(CON FRIJOLES)

Cualquiera de los frijoles claros que tengas a mano—garbanzos, porotos blancos o frijoles blancos—agregarán un poquito más de proteína a la receta tradicional. Para un incremento de nutrición extra, agrega $\frac{1}{2}$ taza de puré de coliflor junto con el queso.

Preparación: 5 minutos • Total: 25 minutos • Porciones: 8
Sirve para llevar • Sin carne

- $1\frac{1}{2}$ **tazas de macarrones integral en forma de coditos**
- **1 taza de leche descremada**
- $\frac{1}{2}$ **taza de frijoles en lata (porotos blancos o garbanzos o frijoles blancos) lavados, escurridos y hechos puré**
- **Atomizador de aceite vegetal**
- $1\frac{1}{2}$ **tazas de queso cheddar bajo en grasa, rallado (aproximadamente 8 onzas)**
- $\frac{1}{2}$ **cucharadita de sal**
- $\frac{1}{8}$ **cucharadita de ajo en polvo**
- $\frac{1}{8}$ **cucharadita de pimentón dulce**
- $\frac{1}{8}$ **cucharadita de pimienta**

1 Llevar al punto de hervor una olla grande de agua salada, agregar los macarrones y cocinar de acuerdo con las indicaciones del paquete hasta que estén al dente. Escurrir en un colador.

2 Mientras que los macarrones se estén cocinando, poner la leche y los frijoles en un procesador y procesar hasta que se hagan puré.

3 Rociar una cacerola grande con un atomizador de aceite vegetal y ponerla sobre fuego mediano. Agregar la mezcla de frijoles a la cacerola y cocinar, mezclando, hasta llegar a una textura suave, de 1 a 2 minutos. Agregar el queso y cocinar hasta que esté derretido y cremoso, de 1 a 2 minutos más. Añadir la sal, el ajo en polvo, el pimentón dulce y la pimienta y revolver. Agregar los macarrones, revolver y servir caliente.

Jerry: No puedo creer que haya frijoles aquí adentro. Sabe genial.

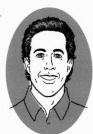

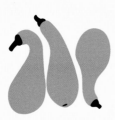

Fideos con Mantequilla

(CON CALABAZA AMARILLA)

Los simples fideos con mantequilla ponen felices a la mayoría de los chicos. En esta versión, además, están comiendo vegetales.

Preparación: 5 minutos • Total: 25 minutos • Porciones: 4 • Sin carne

- 8 onzas de espaguetis integral, cabello de ángel u otra pasta
- ½ taza de puré de calabaza amarilla
- ¼ taza de leche descremada
- 2 cucharadas de margarina para untar sin grasas trans
- 2 cucharadas de queso parmesano rallado
- ¼ cucharadita de sal

1 Llevar al punto de hervor una olla grande de agua salada. Agregar la pasta y cocinar de acuerdo con las indicaciones del paquete hasta que esté al dente.

2 Escurrir, volver a poner la pasta en la olla caliente y añadir, revolviendo, el puré de calabaza (asegúrate de que el puré esté bien cremoso), la leche, la margarina, el queso parmesano y la sal.

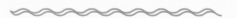

Jessica: *Para ahorrar tiempo, mientras se cocina la pasta, puedes hervir vegetales que tal vez quieras usar como guarnición, como zanahorias o brócoli o frijoles, en la misma agua en que cocinas la pasta.*

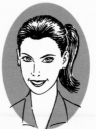

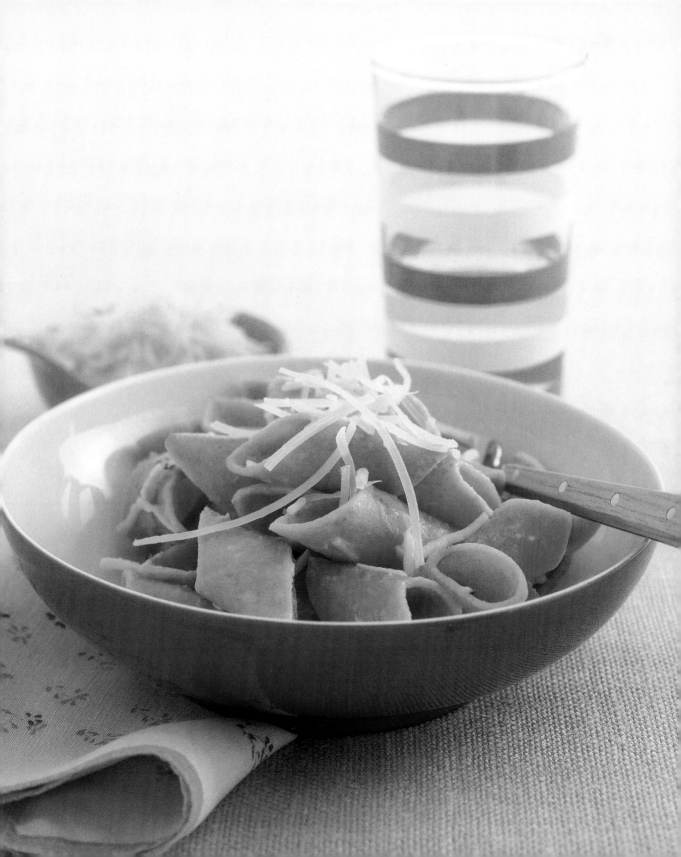

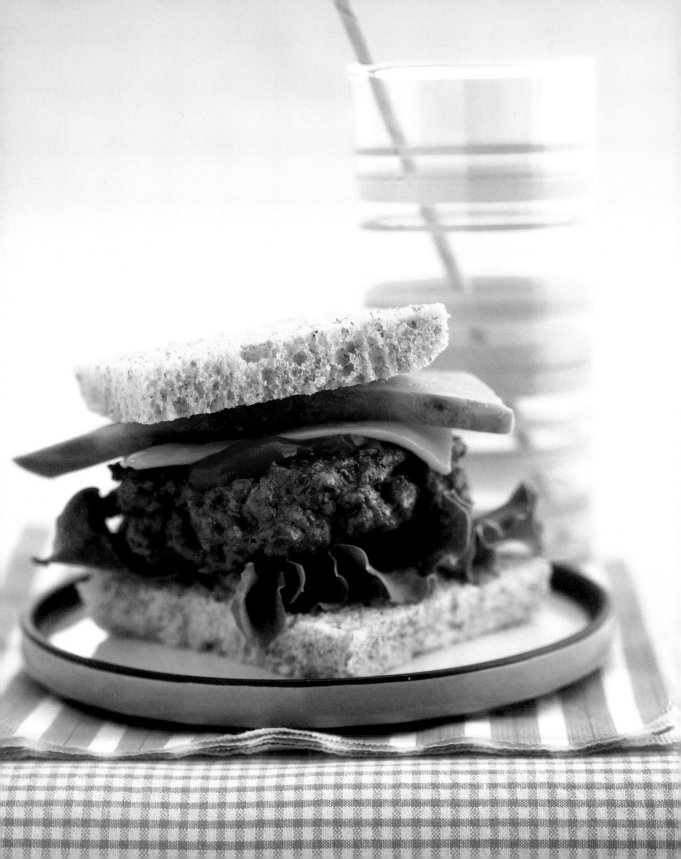

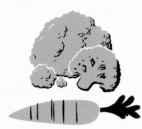

Hamburguesas 1

(CON COLIFLOR O ZANAHORIA)

Si tienes poco tiempo, no añadas el puré y simplemente pica finamente coliflor o zanahoria cruda en la procesadora.

Preparación: 10 minutos • Total: 20 minutos •
Porciones: 8 hamburguesas pequeñas (para 4)

- ½ libra de pavo o carne de res magra molida
- ½ taza de pan rallado
- ½ taza de puré de coliflor o zanahoria
- ¼ taza de leche descremada
- 2 cucharadas de salsa de soja baja en sodio
- 2 dientes de ajo, picados
- ⅛ cucharadita de pimienta
- Atomizador de aceite vegetal
- 1 cucharada de aceite de oliva
- 8 panes integral para hamburguesas o rebanadas de pan integral, para servirlas

1 Precalentar el horno a 400°F.

2 En un cuenco grande, mezclar con una cuchara de madera la carne, el pan rallado, el puré vegetal, la leche, la salsa de soja, el ajo y la pimienta; la mezcla quedará húmeda. Formar 8 hamburguesas pequeñas y ubicarlas sobre una hoja de papel de cera o de aluminio.

3 Rociar una sartén grande antiadherente y refractaria con un atomizador de aceite vegetal y ponerla sobre fuego mediano. Cuando la sartén esté caliente, agregar el aceite. Agregar las hamburguesas y cocinar hasta que estén bien doradas de un lado, de 4 a 5 minutos. Dar vuelta a las hamburguesas, luego deslizar la sartén dentro del horno y hornear de 4 a 5 minutos, hasta que las hamburguesas ya no estén rosadas en el centro. Servir cada hamburguesa en un pancito abierto.

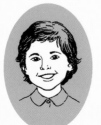

Sascha: *A Shepherd no le gusta la carne, así que no le gustan. Pero a nosotros nos encantan, ¿no es cierto, Julian?*

Julian: *¡Sí!*

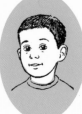

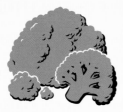

Ensalada de Atún

(CON COLIFLOR)

Aunque este plato luce muy bien servido sobre hojas de lechuga, mis hijos gritan con tan solo ver la lechuga. Por lo tanto, yo lo sirvo sobre pan integral o como relleno dentro de pan árabe.

Total: 5 a 8 minutos • Porciones: 4

- **2 latas (de 6 onzas cada una) de atún envasado en agua**
- ½ taza de puré de coliflor
- **¼ taza de mayonesa baja en grasa**
- **2 ramas de apio, picadas finamente o ralladas (aproximadamente ¾ taza)**
- **¼ cucharadita de chile en polvo, o al gusto**
- **¼ cucharadita de pimentón dulce**
- **¼ cucharadita de ajo en polvo**
- **½ cucharadita de sal, o al gusto**
- **⅛ cucharadita de pimienta**

1 Escurrir bien el atún, luego verterlo en un cuenco grande y desmenuzarlo con un tenedor.

2 Añadir revolviendo suavemente el puré de coliflor y la mayonesa. Luego agregar el apio y los condimentos.

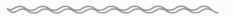

Joy: *Una porción de esta ensalada provee 21 gramos de proteína magra de alta calidad y una buena cantidad de vitamina B (muy importante para la salud del sistema inmunológico). Prepara la ensalada con atún que no sea blanco porque se ha descubierto que el atún blanco contiene altos niveles de mercurio.*

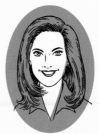

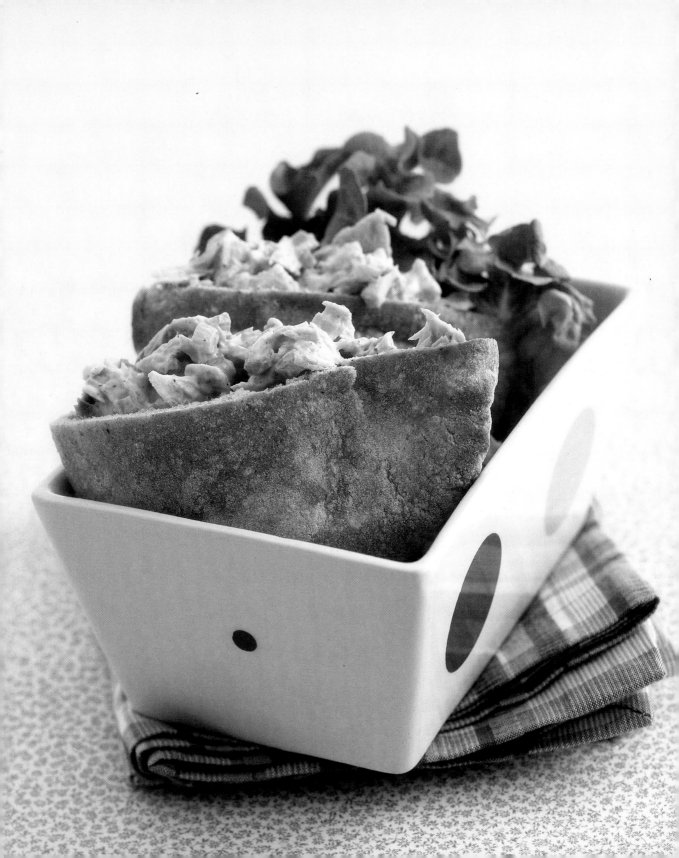

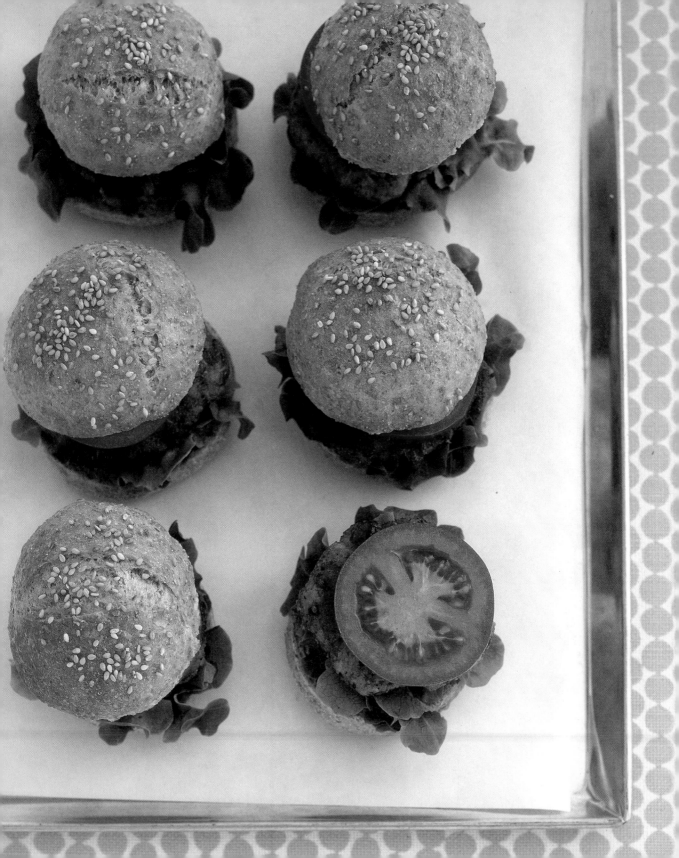

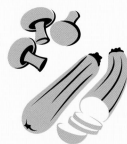

Hamburguesas 2

(CON HONGOS Y CALABACÍN)

Si no puedes encontrar pan integral para hamburguesas prepara tus propios pancitos usando un vaso para cortar círculos de rebanadas de pan integral. Usa una mini procesadora o una de tamaño estándar para picar los hongos y el calabacín más rápidamente.

Preparación: 15 minutos • Total: 35 minutos • Porciones: 16 hamburguesas pequeñas

- **1 libra de pavo o carne de res magra molida**
- ½ libra de champiñones blancos u hongos *shiitake* (de tallo corto), podados y finamente picados
- **1 taza de pan integral rallado o italiano (condimentado)**
- ¼ de taza de calabacín picado o rallado
- **1 cucharada de salsa Worcestershire**
- **2 cucharadas de ketchup**
- **½ cucharadita de sal**
- **⅛ cucharadita de pimienta**
- **Atomizador de aceite vegetal**
- **1 cucharada de aceite de oliva**
- **16 pancitos integrales para hamburguesas para servirlas**

1. Precalentar el horno a 400°F.
2. En un cuenco grande, mezclar la carne, los hongos, el pan rallado, el calabacín, la salsa Worcestershire, el ketchup, la sal y pimienta hasta que estén bien unidos. La mezcla quedará húmeda. Formar con ella 16 hamburguesas pequeñas y ponerlas sobre una hoja de papel de cera o de aluminio.
3. Rociar una sartén grande antiadherente y refractaria con un atomizador de aceite vegetal y ponerla sobre fuego mediano. Cuando la sartén esté caliente, agregar el aceite. Agregar las hamburguesas y dorar de un lado de 4 a 5 minutos. Dar vuelta a las hamburguesas, luego deslizar la sartén dentro del horno. Hornear de 4 a 5 minutos o hasta que las hamburguesas ya no estén rosadas en el centro. Servir cada hamburguesa en un pancito.

Jerry: Yo no pregunto que hay en estas, tampoco.

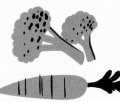

Pastel de Espagueti

(CON BRÓCOLI Y ZANAHORIA)

Ésta es una receta perfecta para esos fideos que sobraron y que tienes en el refrigerador desde la cena de anoche.

Preparación: 20 minutos • Total: 45 minutos • Porciones: 8 a 10

- **Atomizador de aceite vegetal**
- **3 onzas de espagueti integral o fideos cabello de ángel (o 1 taza de fideos ya cocidos)**
- **½ libra de pavo o carne de res magra molida**
- **½ taza de puré de brócoli**
- **1 clara de un huevo grande**
- **2 cucharadas de queso parmesano rallado**
- **2 dientes de ajo, picados**
- **2 tazas de salsa de tomate embotellada**
- **1 taza de queso cottage bajo en grasa (1 por ciento)**
- **¼ taza de puré de zanahoria**
- **½ cucharadita de sal**
- **¼ cucharadita de pimienta**
- **1 taza de queso mozzarella parcialmente descremado y rallado**

1 Precalentar el horno a 350°F. Rociar un molde para pastel de 9 pulgadas con un atomizador de aceite vegetal.

2 Llevar al punto de hervor una olla grande con agua salada. Agregar la pasta y cocinar hasta que esté al dente. Escurrir en un colador. (No hagas este paso si estás usando fideos ya cocidos.)

3 En un cuenco pequeño, mezclar el pavo o carne de res molida con el puré de brócoli, la clara de huevo, el queso parmesano y el ajo. Formar con esta mezcla bolitas de ½ pulgada.

4 En un cuenco grande, mezclar los fideos cocidos, la salsa de tomate, el queso cottage, el puré de zanahoria, la sal y la pimienta. Pasar con una cuchara la mezcla al molde para pastel y alisar la parte superior. Esparcir las bolitas de carne por arriba y luego el queso mozzarella. Hornear, sin tapar, hasta que el centro esté firme y el queso haga burbujas, de 25 a 30 minutos.

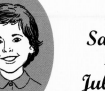

Sascha: Me recuerda a la pizza pero está hecho de espagueti.

Julian: ¡La costra es tan crocante!

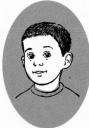

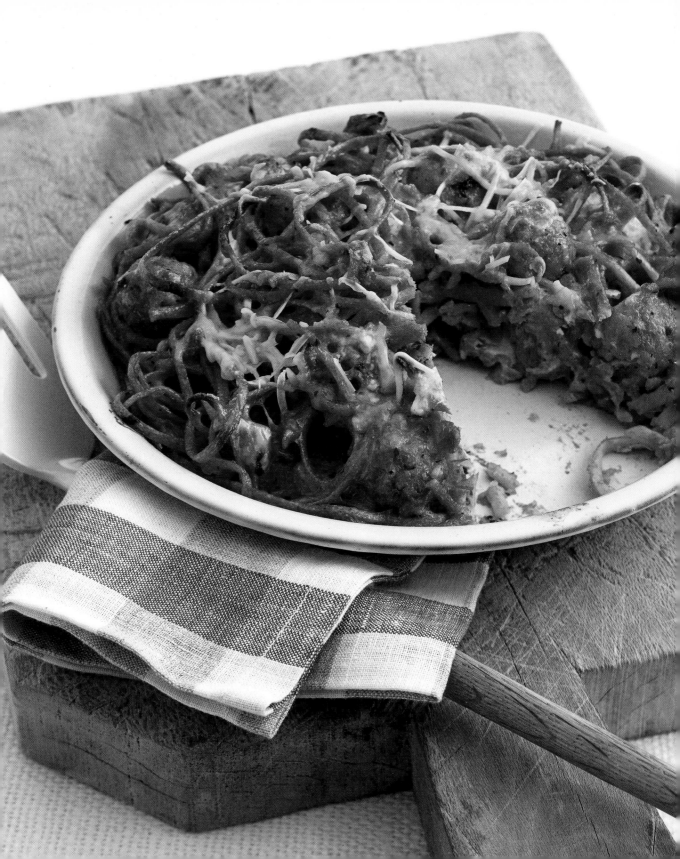

¡Pero Me Estoy Muriendo!

¿QUÉ HACER con los chicos que entran a dar vueltas por la cocina, hambrientos y deseosos de su cena, cuando tú estás todavía cocinando?

Aproximadamente 15 minutos antes de servir la cena, yo pongo un plato de vegetales crudos sobre la mesa para los chicos hambrientos (hago lo mismo con fresas, frambuesas y arándanos antes del desayuno). De esta forma, me aseguro de darles algo de comer que sea saludable si están realmente con hambre (y no simplemente aburridos). Ahora ellos devoran felices zanahorias y apio todas las noches. Y créeme, ¡eso no era lo que sucedía siempre! Si comen todos los vegetales y solamente dan unos pocos mordiscos durante la cena, está bien porque sé que han comido sus vegetales.

Pasta con Salsa Boloñesa

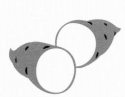

(CON BATATA)

Con esta receta haces dos veces la cantidad de salsa que necesitas y conserva lo que queda en el congelador para utilizarlo en otra comida. Una batata cruda, picada finamente, puede sustituir el puré.

Preparación: 15 minutos • Total: 45 minutos • Porciones: 4

- **1 cebolla mediana, finamente picada**
- **2 dientes de ajo, finamente picados**
- **Atomizador de aceite vegetal**
- **1 cucharada de aceite de oliva**
- **3 zanahorias**
- **1 rama de apio**
- **½ libra de carne de res magra molida**
- **½ libra de pavo magro molido**
- **½ cucharadita de sal**
- **⅛ cucharadita de pimienta**
- **1 lata grande (26 onzas) de tomates triturados**
- **1 lata (8 onzas) de caldo de pollo o carne de res bajo en sodio y en grasa**
- **1 cucharada de azúcar**
- **½ taza de puré de batata**
- **2 cucharadas de queso parmesano rallado**
- **1 libra de cualquier tipo de pasta, preferentemente integral**

1 Poner la cebolla y el ajo en la procesadora y picar finamente (o picar a mano).

2 Rociar una sartén antiadherente grande con un atomizador de aceite vegetal y ponerla sobre fuego mediano. Cuando la sartén esté caliente, agregar el aceite, después la cebolla y el ajo, y cocinar hasta que la cebolla comience a ablandarse, de 2 a 3 minutos.

3 Mientras tanto, poner la zanahoria y el apio en la procesadora y picar finamente; agregar a la sartén y cocinar de 3 a 4 minutos más.

4 Subir el fuego a alto, agregar las carnes molidas y separarlas en grandes trozos con una cuchara de madera. Agregar la sal y la pimienta y cocinar hasta que la carne comience a dorarse, de 3 a 4 minutos. Añadir los tomates, el caldo y el azúcar. Reducir a fuego lento, tapar y revolver de vez en cuando, por más o menos 30 minutos. Agregar y mezclar el puré de batata y el queso parmesano.

5 Cocinar la pasta en una olla grande con agua salada hirviendo de acuerdo a las indicaciones del paquete hasta que esté al dente. Escurrir en un colador, luego volver a poner la pasta en la olla. Verter la salsa caliente arriba de la pasta y mezclar.

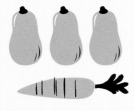

Espaguetis y Albóndigas

(CON CALABAZA Y ZANAHORIA)

Las albóndigas que quedan son perfectas para empaquetar y llevar a la escuela para el almuerzo. Puedes picar finamente calabaza y zanahoria crudas si estás corta o corto de purés.

Preparación: 20 minutos • Total: 45 minutos • Porciones: 6

- ½ libra de pavo magro molido
- 1 taza de pan rallado
- ½ taza de puré de calabaza
- 1 diente de ajo, picado
- 1 cucharadita de sal
- ¼ más ⅛ cucharadita de pimienta negra
- Atomizador de aceite vegetal
- 2 cucharadas de aceite de oliva
- 1 lata (26 onzas) de tomates enteros pelados con su jugo, hechos puré en una licuadora
- ½ taza de agua
- ¼ taza de puré de zanahoria (opcional)
- ¼ cucharadita de ajo en polvo
- Una pizca de pimienta cayena
- 1 hoja de laurel
- 1 libra de espagueti o cabello de ángel, preferentemente integral

1 En un cuenco grande, mezclar el pavo, el pan rallado, el puré de calabaza, el ajo, ½ cucharadita de sal y ¼ cucharadita de pimienta negra hasta que todo esté bien unido. Formar albóndigas de 1 pulgada con la mezcla y ubicarlas sobre una hoja de papel de cera o de aluminio.

2 Rociar una sartén antiadherente grande con un atomizador de aceite vegetal y ponerla sobre fuego alto. Cuando la sartén esté caliente, agregar el aceite de oliva y después las albóndigas. Dorarlas de 4 a 5 minutos, dándoles vueltas de vez en cuando.

3 Agregar los tomates hechos puré, el agua, el puré de zanahoria (si lo estás usando), el ajo en polvo, la pimienta cayena, la hoja de laurel y la ½ cucharadita de sal y la ⅛ cucharadita de pimienta que quedaban. Reducir a fuego lento y mantener el hervor de 15 a 20 minutos o hasta que las albóndigas ya no estén rosadas en el centro. Sacar la hoja de laurel.

4 Mientras tanto, poner a hervir una olla grande con agua salada. Agregar la pasta y cocinar de acuerdo a las indicaciones del paquete hasta que esté al dente. Escurrir la pasta en un colador, dar vuelta el colador y pasar la pasta a un cuenco para servir. Poner con una cuchara las albóndigas y la salsa sobre la pasta.

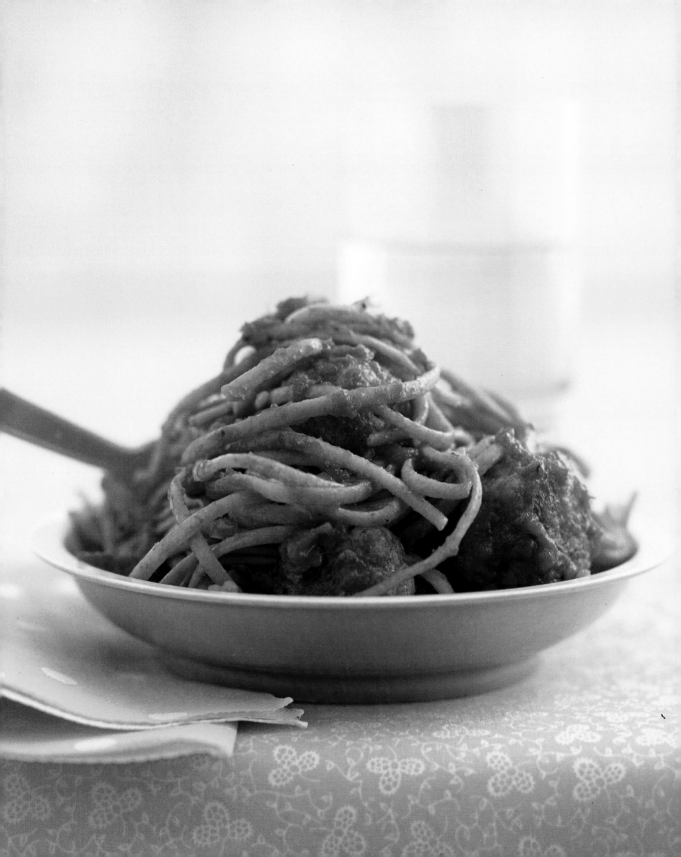

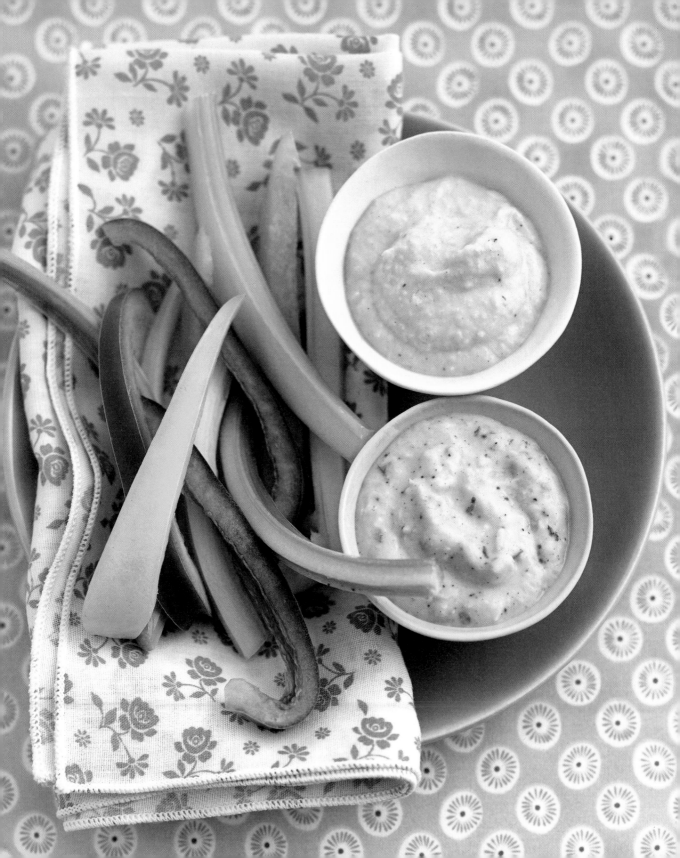

Aderezo Ranch

(CON FRIJOLES NAVY O GREAT NORTHERN)

Total: 5 minutos • Sale: 1½ tazas

- 1 taza de suero de leche bajo en grasa (1 por ciento)
- 1 taza de frijoles navy o Great Northern, en lata, escurridos, lavados y hechos puré
- 2 cucharadas de crema agria baja en grasa
- 1 diente de ajo, picado
- 1 cucharada de queso parmesano rallado
- 1 cucharada de perejil seco
- ½ cucharadita de sal
- ¼ cucharadita de pimienta
- ⅛ cucharadita de chile en polvo, o al gusto

Mezclar el suero de leche, los frijoles, la crema agria, el ajo, el queso parmesano y los condimentos en una licuadora o mini trituradora y procesar hasta que la mezcla sea homogénea. Servir inmediatamente o guardar en el refrigerador en un recipiente herméticamente cerrado hasta por 3 días.

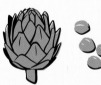

Salsa Griega

(CON GARBANZOS Y ALCACHOFAS)

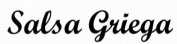

Total: 5 minutos • Porciones: 4

- 1 taza de garbanzos en lata y 1 taza de corazones de alcachofas en lata, picados, lavados y secados
- ½ taza de mayonesa baja en grasa
- 2 cucharadas de queso parmesano rallado
- 2 cucharadas de jugo de limón
- 1 diente de ajo, triturado
- ½ cucharadita de sal
- ¼ cucharadita de chile en polvo, o al gusto
- ⅛ cucharadita de pimienta
- ⅛ cucharadita de cebolla en polvo

En una procesadora, procesar los garbanzos hasta que estén bien picados. Agregar los corazones de alcachofas, la mayonesa, el queso parmesano, el jugo de limón, el ajo y los condimentos y licuar hasta que todo esté hecho puré.

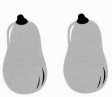

Quesadillas

(CON CALABAZA)

A los chicos a quienes no les gusta la carne, les gustarán estas quesadillas sin el pollo. O también puedes hacer puré del pollo ya cocinado y agregarlo a la mezcla de los frijoles.

Preparación: 15 minutos • Total: 25 minutos • Porciones: 4 • Sirve para llevar

- Atomizador de aceite vegetal
- 1 cucharada de aceite de oliva
- ½ libra de bistecs de pollo o pechuga de pollo sin el hueso, lavada y secada
- ½ cucharadita de sal
- ⅛ cucharadita de pimienta
- ⅛ cucharadita de chile en polvo, o al gusto
- ½ taza de frijoles blancos en lata, lavados y secados
- ½ taza de crema agria baja en grasa
- ½ taza de puré calabaza
- ½ taza de queso cheddar bajo en grasa, rallado
- 4 tortillas integrales (de 8 pulgadas cada una)
- ½ taza de salsa mexicana embotellada

1 Precalentar el horno a 400°F. Rociar una plancha grande con un atomizador de aceite vegetal.

2 Rociar una sartén antiadherente grande con un atomizador de aceite vegetal y ponerla sobre fuego mediano. Cuando la sartén esté caliente, agregar el aceite. Espolvorear el pollo con la sal, la pimienta y el chile en polvo y añadirlo a la sartén. Cocinar hasta que ya no esté rosado en el centro, de 4 a 5 minutos por cada lado para los bistecs. Para la pechuga, cocinar 5 minutos por cada lado, reducir a fuego lento, tapar y cocinar de 9 a 10 minutos. Cortar el pollo en rebanadas finas o hacerlo puré si es necesario.

3 En un cuenco pequeño o mini procesadora, moler los frijoles junto con la crema agria. En otro cuenco, mezclar el puré de calabaza y el queso.

4 Untar la mezcla de frijoles sobre dos de las tortillas y acomodar las rebanadas de pollo o extender el puré de pollo. Untar con la mezcla de queso las otras dos tortillas y unir, con presión, una tortilla de cada clase para formar emparedados. Poner las quesadillas sobre la plancha y hornear hasta que las tortillas estén crocantes, de 5 a 6 minutos. Cortarlas en trozos grandes y servir con salsa mexicana.

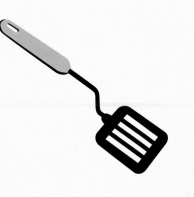

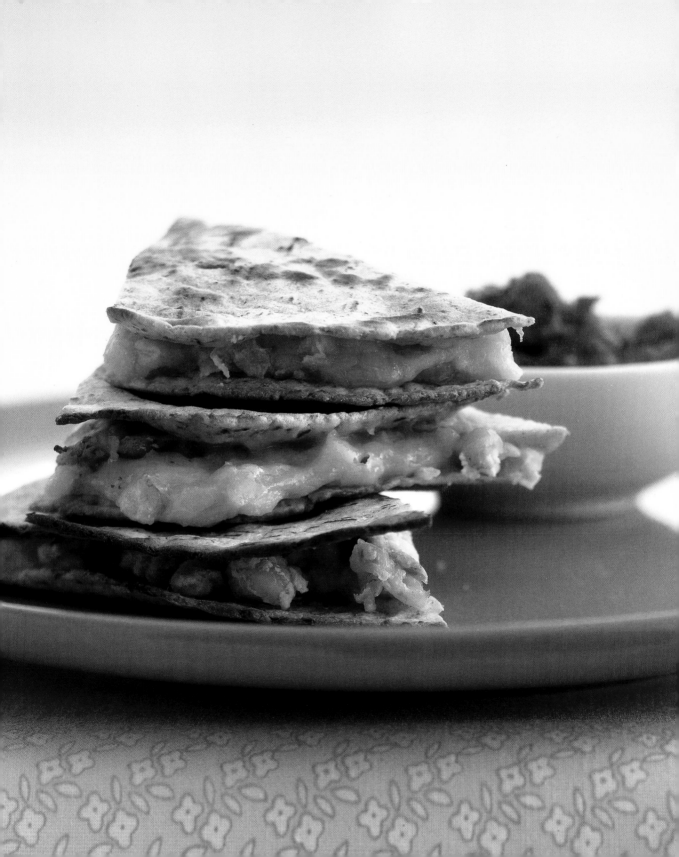

Reglas en la Mesa

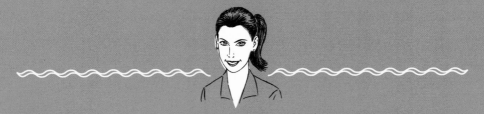

HA SIDO importante para mí establecer reglas con las que yo me siento cómoda y que puedo implementar en la mesa. Algunas enseñan habilidades sociales básicas, algunas enseñan buenos modales. Éstas son las reglas en mi casa (y tú puedes decidir cuáles prefieres para ti):

✔ No a los juguetes en la mesa. Tengo demasiados hijos y si cada uno de ellos tiene un juguete serían demasiados.

✔ No al televisor o cualquier otra forma de entretenimiento.

✔ Si los chicos no pueden jugar, tampoco pueden los adultos. Eso significa ¡ninguna llamada telefónica para los adultos!

✔ Cada uno come por sí mismo, de acuerdo a la edad.

✔ Los niños ayudan a poner la mesa, a levantar los platos, y por turno, ayudan a limpiar el desorden que hace el bebé. Tenemos una escoba y un recogedor pequeño para barrer la cocina.

✔ No hablamos con nuestra boca llena ni caminamos cuando estamos comiendo, ¡no es prudente ni seguro!

✔ Si un niño está jugando con la comida y ya no come, significa que la hora de la comida terminó para él o ella.

✔ La amabilidad se enseña mejor dando el ejemplo. Nosotros somos cuidadosos de decir por favor y gracias, y mantenemos nuestros codos fuera de la mesa de modo que los chicos sigan nuestro ejemplo.

✔ Las servilletas sobre las piernas es etiqueta de nivel avanzado, pero yo pongo la mía con tanto esmero que ¡los chicos quieren hacerlo también!

Salsa para Vegetales o Tacos

(CON PIMIENTO ROJO O ZANAHORIA)

Si sabes que a tus chicos les gusta la salsa para tacos, yo te recomendaría esta en lugar de esa salsa. Sírvela junto a un cuenco con vegetales crudos o chispas de tortilla horneadas. O sírvela con tacos.

Total: 5 minutos • Porciones: 6

- **1 taza de frijoles negros o rojos o rosados refritos en lata**
- **1 taza de salsa mexicana embotellada**
- **4 onzas de queso crema bajo en grasa, suavizado**
- **¼ taza de puré de pimiento rojo o zanahoria**
- **1 cucharada de condimento para taco (sin MSG)**

En un cuenco mediano, mezclar los frijoles, la salsa, el queso crema, el puré vegetal y el condimento para taco y aplastar con una cuchara de madera hasta que esté bien unido. Servir a temperatura ambiente o calentar en el microondas durante 1 minuto.

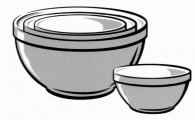

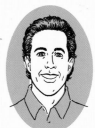

Jerry: A mis amigos y a mí nos gusta como merienda durante el Super Bowl… y todo lo demás.

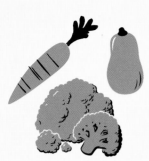

Sopa de Papa Cremosa

(CON COLIFLOR Y CALABAZA O ZANAHORIA)

Yo sirvo este plato cuando uno de mis chicos tiene dolor de barriga o un resfriado. Es relajante, pero a la vez nutritivo.

Preparación: 15 minutos • Total: 45 minutos • Porciones: 8 • Sin carne

- **Atomizador de aceite vegetal**
- **2 cucharaditas de aceite de oliva**
- **1 cebolla pequeña, picada**
- **1 diente de ajo, cortado por la mitad**
- **2 latas (14 onzas) de caldo de pollo bajo en sodio y en grasa**
- **2 libras de papas de cualquier tipo, peladas y picadas**
- ½ taza de puré de coliflor
- 1½ tazas de puré de calabaza o zanahoria
- **1 taza de suero de leche bajo en grasa (1 por ciento)**
- **½ cucharadita de sal**
- **¼ taza de queso cheddar bajo en grasa, rallado (opcional)**
- **crutones comprados (opcional)**

1 Rociar una olla grande con un atomizador de aceite vegetal y ponerla sobre fuego mediano. Cuando la olla esté caliente, agregar el aceite, la cebolla y luego el ajo, y cocinar, revolviendo de vez en cuando, hasta que la cebolla esté tierna pero no dorada, de 5 a 6 minutos. (¡Ten cuidado de no quemar el ajo!)

2 Agregar el caldo y las papas y dejar que rompa el hervor. Reducir a fuego lento y hervir, parcialmente tapado, hasta que las papas estén tiernas, de 20 a 25 minutos.

3 Cuidadosamente, pasar con una cuchara la mezcla a una licuadora o procesadora y agregar los purés de vegetales, el suero de leche y la sal; licuar hasta que esté homogéneo. Servir con un cucharón en un cuenco y espolvorear con queso, si lo deseas.

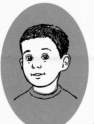

Julian: *¿Esto es sopa? ¡Sabe a puré de papa!*

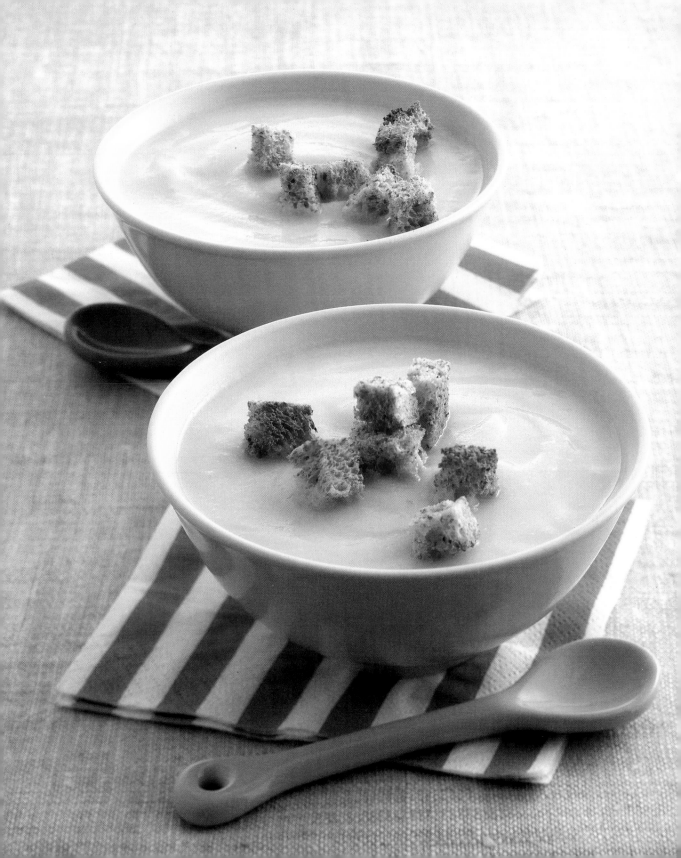

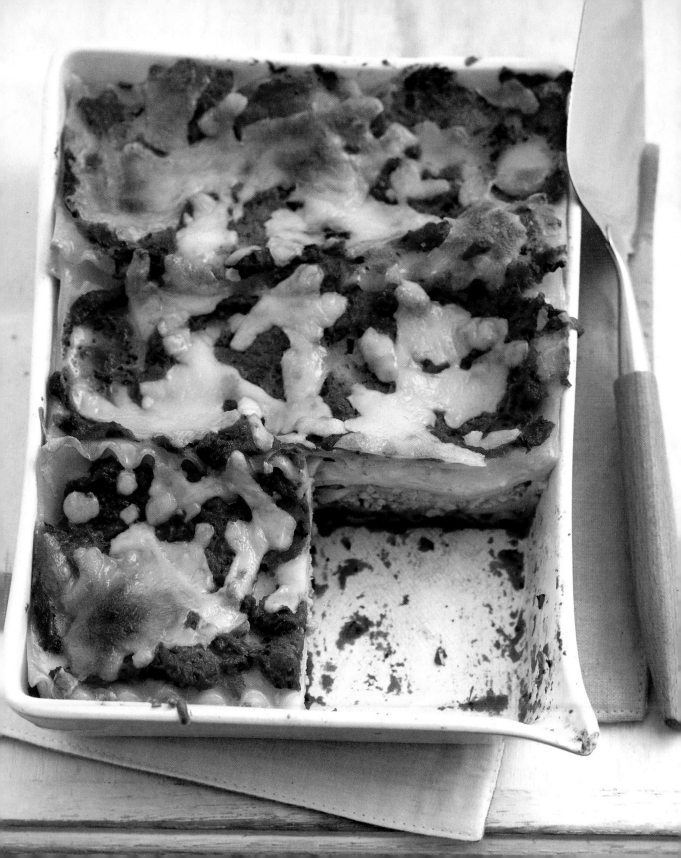

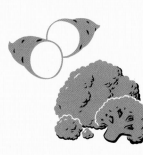

Lasaña

(CON BATATA Y COLIFLOR)

Para hacer las cosas más rápido, puedes usar un frasco de 24 onzas de tu salsa de tomate favorita en lugar de los tomates en lata, la cebolla y el ajo. Simplemente añade queso Parmesano en la salsa y revuelve. Y puedes hacer la lasaña sin carne si no agregas el pavo o la carne de res.

Preparación: 20 minutos • Total: 70 minutos • Porciones: 8 a 10

- **Atomizador de aceite vegetal**
- **1 cucharada de aceite de oliva**
- **1 libra de pavo o carne de res magra molida**
- **1 cucharadita de sal**
- **¼ cucharadita de pimienta**
- **1 cucharada de harina común o integral**
- **3 dientes de ajo, picados**
- **2 cucharadas de crema agria baja en grasa**
- **½ taza de puré de batata**
- **½ taza de queso parmesano rallado**
- **1 (26 onzas) o 2 (15 onzas) latas de tomates enteros pelados, con su jugo**
- **1 cebolla pequeña, picada**
- **1 taza de queso *cottage* bajo en grasa (1 por ciento)**
- **1 clara de un huevo grande**
- **½ taza de puré de coliflor**
- **1 caja (8 onzas) de pasta para lasaña lista para usar**
- **2 tazas de queso mozzarella parcialmente descremado y rallado**

1 Precalentar el horno a 350°F. Rociar una fuente para horno de 8x12 pulgadas con un atomizador de aceite vegetal.

2 Para el relleno de carne, rociar una sartén antiadherente grande con un atomizador de aceite vegetal y ponerla sobre fuego mediano. Cuando la sartén esté caliente, agregar el aceite. Agregar el pavo o la carne de res, espolvorear con la sal y la pimienta y cocinar, revolviendo de vez en cuando, hasta que la carne ya no esté rosada, de 4 a 5 minutos. Añadir, espolvoreando, la harina y la mitad del ajo, revolver y cocinar de 1 a 2 minutos. Quitar del fuego y añadir la crema agria, el puré de batata y la mitad (¼ taza) del queso parmesano; poner a un lado.

3 Para la salsa, mezclar los tomates y el jugo, la cebolla, el ajo restante y el queso Parmesano (¼ taza) en una procesadora o licuadora y procesar hasta que esté cremoso y homogéneo. Pasar la salsa a un cuenco o taza de medir grande. O utilizar salsa en frasco y simplemente agregar el queso parmesano.

4 En la misma licuadora o procesadora, licuar el queso cottage, la clara de huevo y el puré de coliflor hasta que esté cremoso y homogéneo; poner a un lado.

5 Para armar la lasaña, comenzar esparciendo 1 taza de salsa de tomate en la fuente para horno. Sobre la salsa poner una capa de la pasta para lasaña (utilizar aproximadamente un tercio de la pasta) cubriendo la salsa totalmente. Extender el relleno de carne encima de la pasta. (Si la estás haciendo sin carne, simplemente agrega una primera capa de queso cottage.) Cubrir con otro tercio de la pasta y luego extender la mezcla de queso *cottage* por encima. Haz otra capa con el resto de la pasta y con una cuchara extiende el resto de la salsa de tomate por encima. Esparcir en forma pareja el queso mozzarella.

6 Cubrir la lasaña con papel de aluminio y hornear hasta que el queso esté derretido y la pasta esté completamente cocida, aproximadamente 40 minutos. Quitar el papel de aluminio y hornear por otros 10 minutos o hasta que la parte de arriba esté burbujeante y dorada.

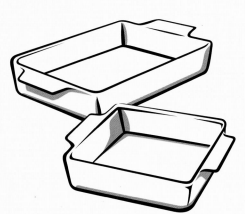

Jessica: Esto siempre complace a todos, y la pasta para lasaña lista para usar simplifica y facilita la preparación.

Entrenamiento en el Trabajo

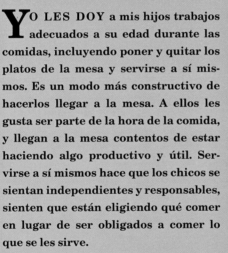

YO LES DOY a mis hijos trabajos adecuados a su edad durante las comidas, incluyendo poner y quitar los platos de la mesa y servirse a sí mismos. Es un modo más constructivo de hacerlos llegar a la mesa. A ellos les gusta ser parte de la hora de la comida, y llegan a la mesa contentos de estar haciendo algo productivo y útil. Servirse a sí mismos hace que los chicos se sientan independientes y responsables, sienten que están eligiendo qué comer en lugar de ser obligados a comer lo que se les sirve.

Hablando de trabajos, yo trato de que mis chicos hagan el trabajo de empaquetar sus propias meriendas para llevar. A ellos les encanta:

1 Lavar y secar frutas y vegetales.

2 Contar las meriendas y ponerlas en bolsas plásticas.

3 Doblar servilletas.

4 Después ponemos todo en el piso sobre una toalla y ellos lo empaquetan por sí mismos lo mejor que puedan.

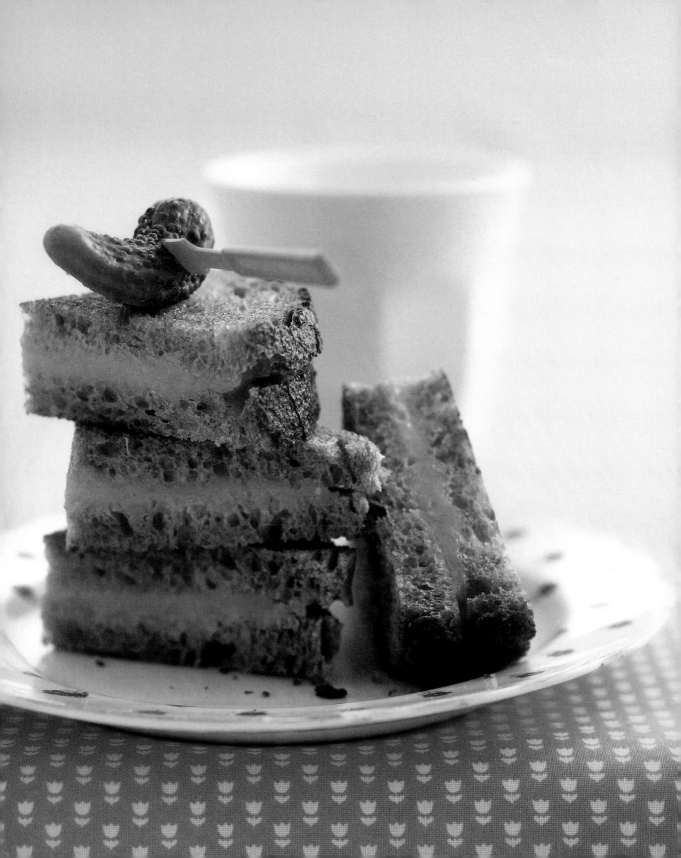

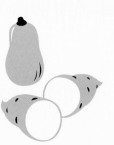

Emparedados de Queso Gratinado

(CON BATATA O CALABAZA)

Parece el emparedado de queso gratinado americano típico.

Preparación: 5 minutos • Total: 15 minutos • Porciones: 2 • Sin carne

- ½ **taza de queso cheddar bajo en grasa rallado**
- ½ taza de puré de batata o calabaza
- **1 cucharada de margarina para untar sin grasas trans**
- ¼ **cucharadita de sal**
- **4 rebanadas de pan integral**
- **Atomizador de aceite vegetal**
- **1 cucharada de aceite de oliva**

1 En un cuenco mediano, mezclar el queso, el puré vegetal, la margarina y la sal. Untar dos rebanadas de pan con la mezcla del queso y cubrir con las otras dos rebanadas.

2 Rociar una sartén antiadherente grande con un atomizador de aceite vegetal y ponerla sobre fuego mediano. Cuando la sartén esté caliente, agregar el aceite. Poner los emparedados en la sartén y rociar las partes de arriba con el atomizador de aceite. Cocinar de 4 a 5 minutos por cada lado, hasta que el pan esté crocante y el relleno derretido.

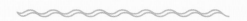

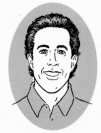

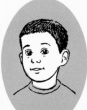

Jerry: *Hasta yo puedo hacer esto.*

Julian: *No tan bien como mamá.*

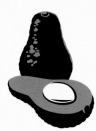

Guacamole

(CON AGUACATE, OBVIAMENTE)

Esta es nuestra versión del guacamole, que, a pesar de ser verde clarito, sin embargo, es popular en nuestra casa.

Total: 8 minutos • Porciones: $1\frac{1}{2}$ tazas

- 1 taza de puré de aguacate
- $\frac{1}{2}$ taza de yogur sin sabor ni grasa
- 1 cucharada de mayonesa baja en grasa
- 1 cucharada de jugo de limón o de lima
- $\frac{1}{2}$ cucharadita de sal
- $\frac{1}{8}$ cucharadita de ajo en polvo

En un cuenco mediano, mezclar el puré de aguacate, el yogur, la mayonesa, el jugo de limón o lima, la sal y el ajo en polvo con un tenedor o cuchara de madera. Si no lo sirves inmediatamente, extiende una película plástica directamente sobre la superficie y presiona con tus dedos para dejar salir el aire. Esto evitará que el vívido color verde se ponga oscuro. Guardar en el refrigerador en un recipiente hermético hasta por 2 días o en el congelador hasta por 1 mes.

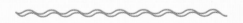

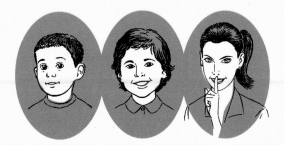

Julian: *¡Me gusta esto con mis tacos!*

Sascha: *A mí no.*

Jessica: *¡Shhh! ¡Ella lo come en sus quesadillas!*

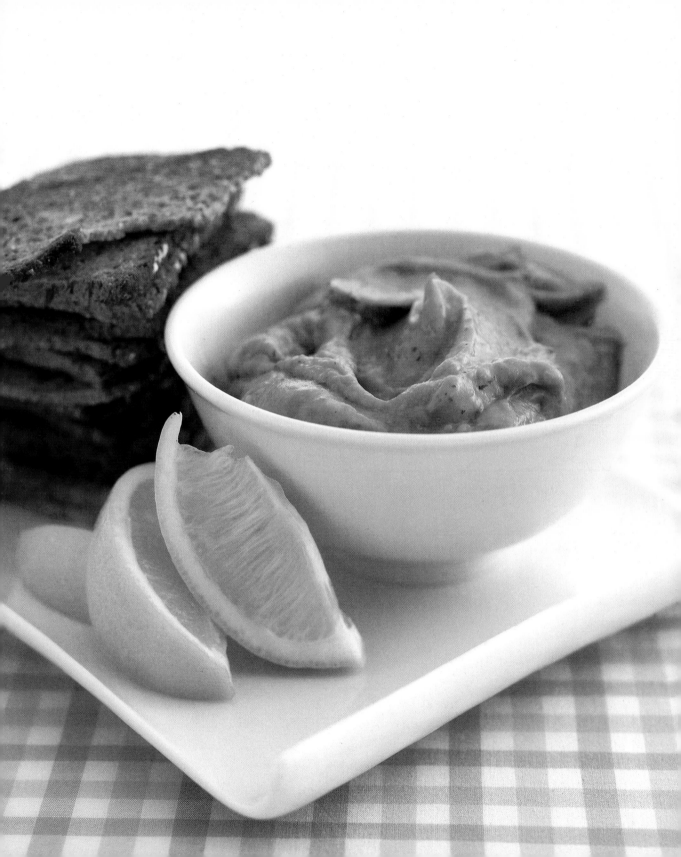

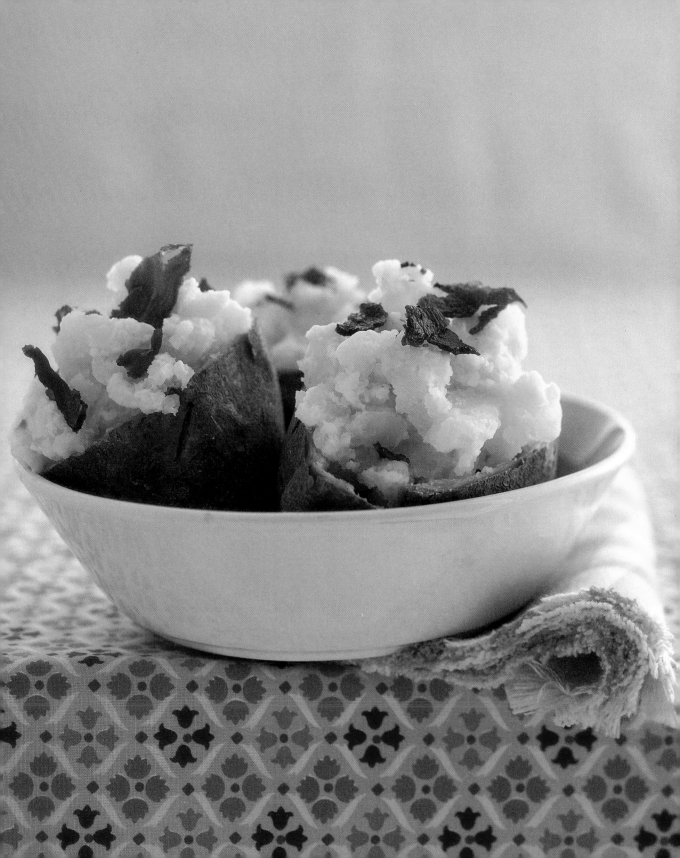

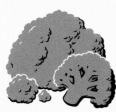

Papas al Horno

(CON COLIFLOR)

Si usas un horno microondas, ésta es una comida que estará "lista en 10 minutos." Para lograr una versión sin carne, simplemente no utilices el tocino de pavo.

Preparación: 15 minutos • Total: 80 a 85 minutos • Porciones: 4

- **4 papas grandes para hornear**
- 1 taza de puré de coliflor
- **½ taza de crema agria baja en grasa**
- **2 cucharadas de margarina para untar sin grasas trans**
- **1 diente de ajo, picado**
- **¼ cucharadita de sal**
- **¼ cucharadita de pimienta**
- **2 rebanadas de tocino de pavo, cocido de acuerdo a las indicaciones del paquete y desmenuzado (opcional)**

1 Precalienta el horno a 400°F.

2 Lavar las papas y pincharlas por todos los lados con un tenedor. Ponerlas sobre una plancha forrada en papel de aluminio y hornearlas hasta que un cuchillo penetre fácilmente, de 50 a 55 minutos.

3 Cuando las papas estén lo suficientemente frías como para manipularlas, cortarlas en mitades a lo largo y sacar con cuidado la pulpa, dejando una armazón delgada (aproximadamente ⅓ pulgada).

4 Aplastar la pulpa de las papas con el puré de coliflor, la crema agria, la margarina, el ajo, la sal y la pimienta. Volver a poner la mezcla dentro de la armazón de papa. Ubicar las papas sobre la plancha y hornear por 15 minutos. Esparcir el tocino, si se desea.

Variación

Cubrir con queso cheddar desmenusado bajo en grasa o mozzarella parcialmente descremada, también desmenusada o con un poco de yogur sin sabor (preferentemente griego) o queso cottage bajo en grasa, antes de hornear.

Emparedados de Gofres

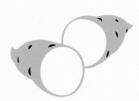

(CON BATATA)

Estos no son gofres realmente sino unas rebanadas de pan integral tostadas y crujientes acabadas de sacar de una gofrera. A tus chicos les va a encantar la textura de "gofre" y nunca sabrán que hay batata en ese riquísimo relleno.

Preparación: 5 minutos • Total: 8 minutos • Porciones: 4 • Sin carne

- ½ **taza de queso cottage sin grasa o bajo en grasa (1 por ciento)**
- ½ **taza de puré de batata**
- **1 clara de un huevo grande**
- **1 cucharadita de azúcar rubia o morena, compacta**
- ¼ **cucharadita de sal**
- **8 rebanadas de pan integral, sin las costras**

1 Precalentar una gofrera eléctrica.

2 En una licuadora o procesadora, licuar el queso cottage, el puré de batata, la clara de huevo, el azúcar rubia y morena y la sal. Untar 4 rebanadas de pan con la mezcla y cubrir con las rebanadas que quedan.

3 Poner los emparedados de dos en dos en la gofrera y cerrar la tapa. Cocinar de 2 a 3 minutos, hasta que los emparedados queden firmes y el relleno esté cuajado.

Variación

Descongelar los gofres integrales congelados y hacer emparedados con el relleno. Rociar una sartén antiadherente con un atomizador de aceite vegetal y ponerla sobre fuego mediano. Cuando la sartén esté caliente, agregar 1 cucharadita de aceite vegetal, luego los "Emparedados de Gofres" y cocinar de 4 a 5 minutos por cada lado o hasta que el relleno esté cocido.

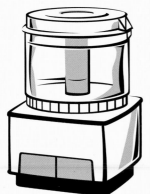

Criaturas Sociales

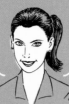

HE APRENDIDO que la comida cae mejor en un entorno social que reúna a la familia. Una atmósfera familiar cálida le da a un niño algo para hacer en lugar de mirar fijo su plato, y un chico quisquilloso que come solo será probablemente más quisquilloso porque hay poca distracción. Yo trato de hacer revivir las comidas felices de mi niñez, que eran agradables y relajadas, con conversaciones fluidas. (Ay, espera un minuto, ¡ese fue un sueño que tuve!)

Ahora en serio, al momento de poner el plato sobre la mesa, distraigo a los chicos con una animada conversación sobre mi día. Ellos responden con sus propias historias, y antes de que te des cuenta, ¡la cena terminó sin un hipo! Siendo realista, hoy en día, como están las cosas, es muy difícil para muchas familias simplemente sentarse juntos. Pero aunque no puedas estar allí con tus hijos, pídele a quien sea que los esté cuidando que se siente con ellos, aun si él o ella no coma, y converse con ellos.

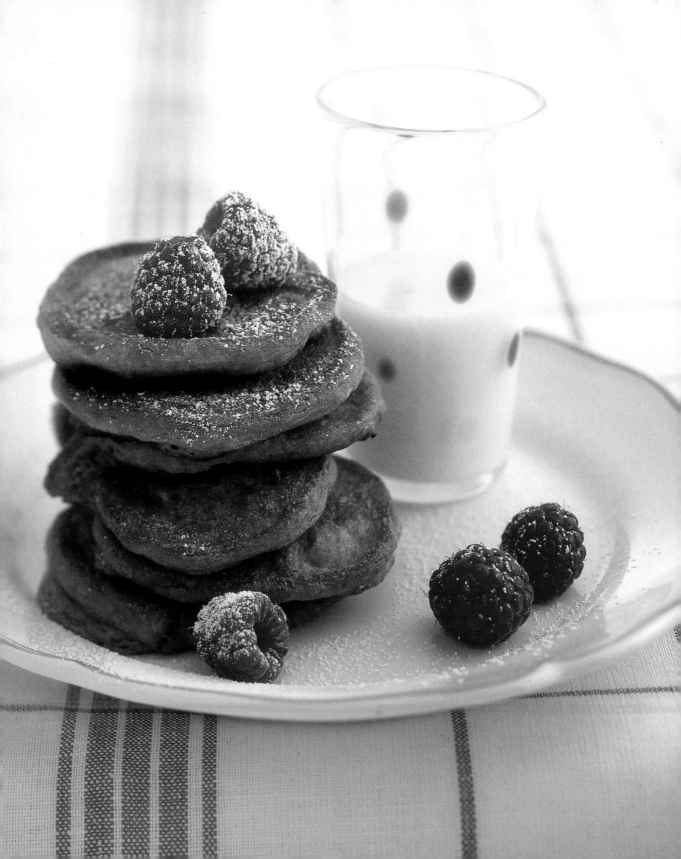

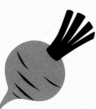

Panqueques Rosados

(CON REMOLACHAS)

Toma una mezcla para hacer panqueques comprada en el mercado, fortifícala con una manzana rallada, un poquito de puré de remolacha y un poco de queso ricota, y se transformará en una comida llena de proteínas.

Preparación: 10 minutos • Total: 13 a 15 minutos • 4 porciones para niños

- ¾ **taza de agua**
- ½ **taza de queso ricota**
- ¼ **taza de puré de remolacha**
- **1 cucharadita de extracto puro de vainilla**
- ½ **cucharadita de canela**
- **1 taza de mezcla para panqueque**
- ¼ **taza de manzana rallada**
- **Atomizador de aceite vegetal**
- **1 cucharada de aceite vegetal o canola**
- **Jarabe de arce puro o fruta, para servir**

1 En una licuadora o procesadora, mezclar el agua, el queso ricota, el puré de remolacha, la vainilla y la canela y licuar. Verter la mezcla en un cuenco mediano, agregar la mezcla para panqueques y la manzana y revolver sólo hasta que esté todo mezclado. No mezcles demasiado, la masa debería quedar un poquito grumosa.

2 Rociar una plancha o sartén antiadherente grande con un atomizador de aceite vegetal y ponerla sobre fuego mediano. Cuando esté caliente, agregar el aceite. Pasar con una cuchara la masa a la plancha o sartén, usando aproximadamente ¼ taza de masa para cada panqueque. Cocinar los panqueques hasta que se formen globos en la parte de arriba y la masa esté firme, de 1 a 2 minutos. Luego, virar el panqueque con una espátula y cocinar hasta que esté dorado o tostado del otro lado, de 2 a 3 minutos. Servir caliente, con jarabe de arce o fruta.

Julian: *¿Panqueques para la cena? ¡A veces me parece que mi mamá se volvió loca!*

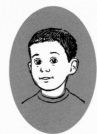

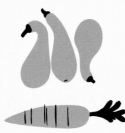

"Cigarros" de Tortillas

(CON CALABAZA AMARILLA Y ZANAHORIA)

Estos cigarros son muy populares en nuestra casa. Se pueden llevar bien a los picnic y para almuerzos en el camino porque también pueden servirse fríos. Para una comida vegetariana, suprime el pollo o pavo.

Preparación: 10 minutos • Total: 15 minutos • Porciones: 6 • Sirve para llevar

- **1 taza de pollo o pavo a la plancha o asado, cortado en cubos (o hecho puré)**
- **½ taza de queso cheddar o queso americano bajo en grasa, rallado**
- ½ taza de puré de calabaza amarilla
- ½ taza de puré de zanahoria
- **4 onzas de queso crema bajo en grasa o sin grasa**
- **¼ cucharadita de ajo en polvo**
- **¼ cucharadita de sal**
- **6 tortillas grandes (tamaño burrito) de trigo integral**

1 Precalentar el horno a 350°F. Forrar planchas para horno con papel de aluminio o papel pergamino.

2 En un cuenco grande, mezclar el pollo o pavo, el queso, los purés de calabaza y zanahoria, el queso crema, el ajo en polvo y la sal.

3 Cortar las tortillas por la mitad. Poner una mitad sobre la superficie de trabajo con el borde recto de frente a ti. Untar aproximadamente dos cucharadas del relleno a lo largo del borde desde un extremo al otro. Comenzando desde el borde, enrollar la tortilla en forma de cigarro, encerrando el relleno completamente. Poner el lado de la unión hacia abajo en la plancha para horno. Rellenar y enrollar el resto de las tortillas del mismo modo.

4 Hornear hasta que las tortillas comiencen a dorarse, de 4 a 5 minutos. Dejar enfriar ligeramente antes de servir.

Shepherd: *Umm... ¡Muy buenos!*

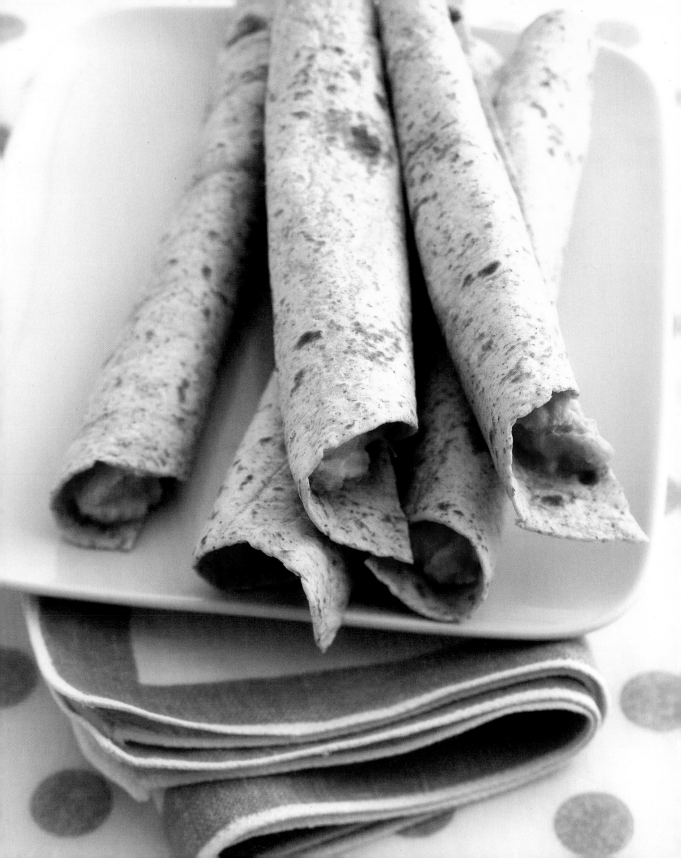

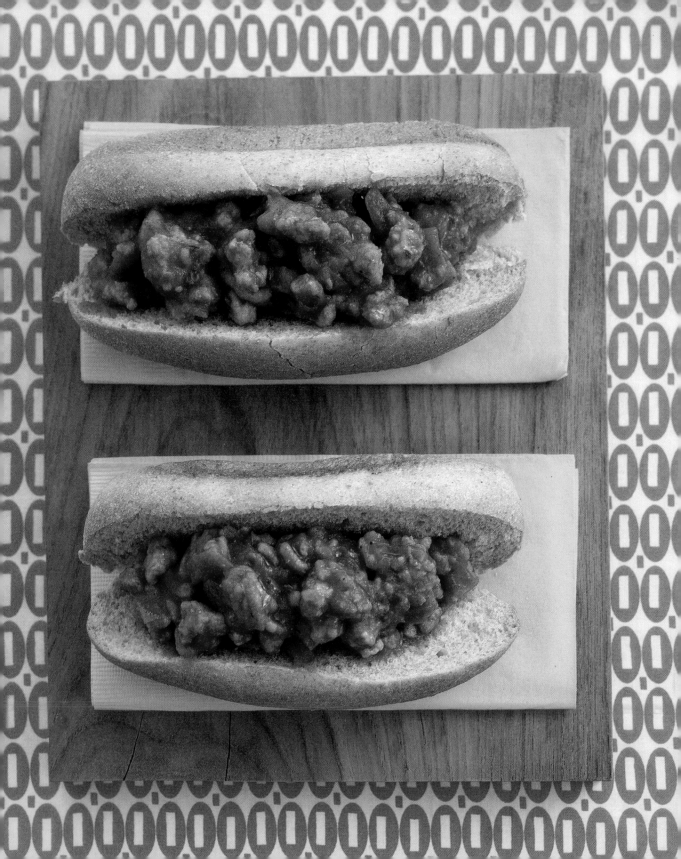

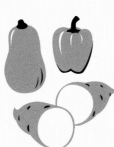

Sloppy Joes

(CON BATATA Y CALABAZA O PIMIENTO ROJO)

Yo sirvo esto en pancitos para perros calientes. ¡Un pan para perro caliente relleno con algo que no es un perro caliente es muy divertido para algunos chicos!

Preparación: 25 minutos • Total: 45 minutos • Porciones: 8

- **Atomizador de aceite vegetal**
- **1 cucharada de aceite de oliva**
- **½ taza de una cebolla roja picada**
- **½ taza de apio picado**
- **2 dientes de ajo, picado**
- **1 libra de pavo o carne de res magra molida**
- **½ taza de puré de batata**
- **½ taza de puré de calabaza o pimiento rojo**
- **zanahorias crudas cortadas muy finas (opcional)**
- **½ taza de caldo de carne de res bajo en sodio y en grasa**
- **¼ taza de pasta de tomate**
- **1 cucharada de salsa Worcestershire**
- **1 cucharadita de chile en polvo, o al gusto**
- **½ cucharadita de sal**
- **⅛ cucharadita de pimienta**
- **8 pancitos integrales para hamburguesas o perros calientes**

1 Rociar una sartén antiadherente grande con un atomizador de aceite vegetal y ponerla sobre fuego mediano. Cuando la sartén esté caliente, agregar el aceite. Añadir la cebolla, el apio y el ajo y cocinar hasta que la cebolla comience a ablandarse (no a dorarse), de 3 a 4 minutos.

2 Agregar la carne, separándola con una cuchara de madera, y cocinar hasta que ya no esté rosada, de 4 a 5 minutos.

3 Añadir los purés de vegetales, la zanahoria cruda picada (si se está usando), el caldo de carne de res, la pasta de tomate, la salsa Worcestershire, el chile en polvo, la sal y la pimienta. Reducir a fuego lento, tapar y dejar hervir hasta que el líquido se haya reducido a aproximadamente la mitad, de 15 a 20 minutos.

4 Poner la mezcla en los pancitos con una cuchara y servir.

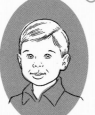

Shepherd: *¿Perros calientes?*
Sascha: *¡No, tonto! Son los Sloppy Joes de mamá.*

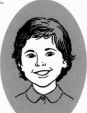

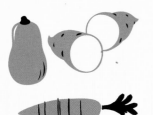

Tacos

(CON BATATA O ZANAHORIA O CALABAZA)

Al cocinar la carne con tomates naturales triturados y agregarle un puré de vegetales, esta comida adquiere una gran cantidad de nutrientes. Es divertido para los chicos elegir lo que desean comer y rellenar los tacos por sí mismos.

Preparación: 10 minutos • Total: 30 minutos • Porciones: 6 a 8

- **Atomizador de aceite vegetal**
- **1 cucharada de aceite de oliva**
- **1 libra de carne de res o pavo magro, molido**
- **1 lata (14 onzas) de tomates triturados, con su jugo**
- **½ taza de puré de batata, zanahoria, o calabaza**
- **½ paquete (1.25 onzas) de condimento para tacos, sin MSG**
- **1 paquete de tortillas para tacos (18 tortillas)**
- **½ taza de mozzarella o queso cheddar bajo en grasa, rallado**

RELLENO

- **½ libra de tomates cherry, sin tallo y cortados en cuartos**
- **½ taza de granos de maíz congelados o en lata**
- **¼ taza de crema agria baja en grasa**
- **3 hojas grandes de lechuga romana, cortadas en rebanadas muy finas transversalmente**
- **½ aguacate pequeño, deshuesado, pelado y cortado en rebanadas**
- **1 pimiento rojo pequeño, sin tallo, sin semillas y cortado en rebanadas finas**

1 Rociar una sartén antiadherente grande con un atomizador de aceite vegetal y ponerla sobre fuego mediano. Cuando la sartén esté caliente, agregar el aceite. Añadir la carne, separándola con una cuchara. Dorar de 4 a 5 minutos, revolviendo de vez en cuando.

2 Mezclar los tomates y su jugo, el puré vegetal y la mezcla de condimentos. Reducir a fuego lento y dejar hervir hasta que la carne ya no esté rosada y la mezcla comience a espesarse, de 10 a 15 minutos más.

3 Precalentar el horno a 325°F. Llenar las tortillas con la mezcla de carne y espolvorear con queso. Colocarlas en una fuente para horno y hornear hasta que el queso se derrita, de 5 a 10 minutos. Agregar tu relleno favorito.

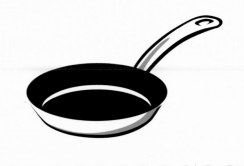

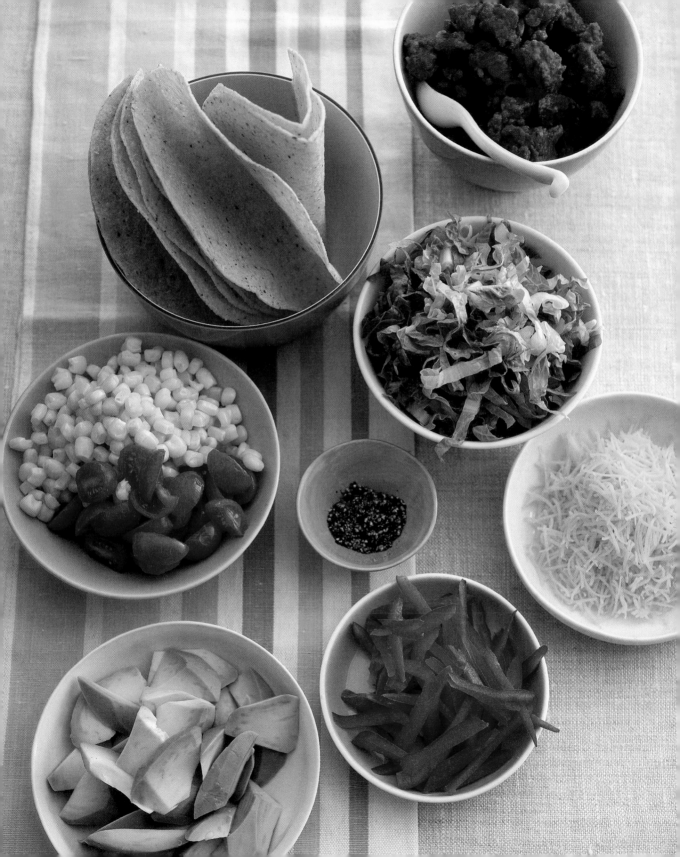

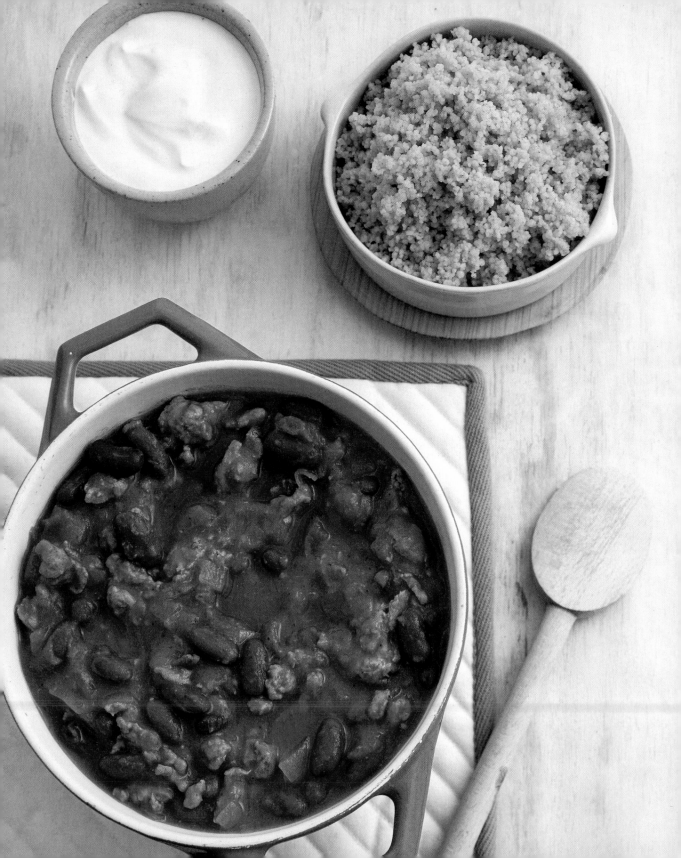

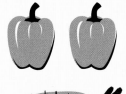

Chile de Pavo

(CON PIMIENTO ROJO Y ZANAHORIA)

Si tus chicos se asustan cuando ven frijoles, hazlos puré antes de agregarlos al chile. También puedes picar en forma muy fina una zanahoria cruda en la procesadora para ahorrar tiempo.

Preparación: 15 minutos • Total: 35 minutos • Porciones: 8

- **Atomizador de aceite vegetal**
- **1 cucharada de aceite de oliva**
- **½ taza de cebolla roja picada**
- **1 libra de pavo magro molido**
- **2 dientes de ajo, picado**
- **1 cucharada de polvo para chile, o al gusto**
- **1 cucharadita de sal**
- **¼ cucharadita de pimentón dulce**
- **⅛ cucharadita de pimienta**
- **1 lata (15 onzas) de tomates picados**
- **1 cartón (26 onzas) de caldo de pollo bajo en sodio y en grasa**
- **½ taza de puré de pimiento rojo**
- **½ taza de puré de zanahoria**
- **¼ taza de harina de maíz**
- **2 cucharadas de harina de semillas de lino**
- **1 lata (15 onzas) de frijoles rojos o rosados, lavados y secados**

1 Rociar el fondo de una olla grande con un atomizador de aceite vegetal y ponerla sobre fuego mediano. Cuando la olla esté caliente, agregar el aceite. Añadir la cebolla y cocinar hasta que comience a ablandarse, aproximadamente 2 minutos.

2 Mientras tanto, espolvorear el pavo con el ajo, el chile en polvo, la sal, el pimentón dulce y la pimienta. Añadir el pavo a la olla y cocinar, revolviendo de vez en cuando, hasta que el pavo ya no esté rosado, de 5 a 6 minutos.

3 Agregar, revolviendo, los tomates. Añadir el caldo, el puré de pimiento rojo, el puré de zanahoria, la harina de maíz y la harina de semillas de lino y revolver bien. Dejar que rompa el hervor, reducir el fuego y dejar hervir a fuego lento, tapada, de 15 a 20 minutos, o hasta que los ingredientes hayan cogido sabor. Añadir los frijoles y cocinar un poco más, sólo hasta calentarlos.

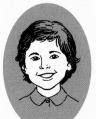

Sascha: Huy, los frijoles son un asco.
Jessica: La próxima vez los haré puré.

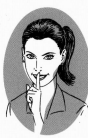

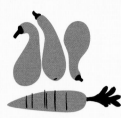

Couscous

(CON CALABAZA AMARILLA Y ZANAHORIA)

La calabaza amarilla es del mismo color que el couscous...

Preparación: 6 minutos • Total: 13 minutos • Porciones: 8 • Sirve para llevar

- ½ taza de caldo de pollo bajo en sodio y en grasa
- 1 taza de couscous común o de trigo integral
- ½ taza de puré de calabaza amarilla
- ¼ taza de puré de zanahoria
- 2 cucharadas de margarina para untar sin grasas trans
- 1 cucharada de queso parmesano rallado
- 1 diente de ajo, picado (opcional)
- ½ cucharadita de sal
- ¼ cucharadita de pimienta

1 Hervir el caldo en una cacerola mediana.

2 Apagar el fuego, añadir, revolviendo, el couscous, el puré de calabaza, el puré de zanahoria, la margarina, el queso parmesano, el ajo, la sal y la pimienta. Tapar y dejar reposar de 6 a 7 minutos, hasta que todo el líquido sea absorbido y el couscous esté blando.

Joy: *Ésta es una guarnición baja en calorías (sólo 40 calorías y menos de 1 gramo de grasa por cada porción de ½ taza) gracias a los purés de vegetales; cada uno de ellos agrega volumen, bajando las calorías totales en una guarnición que de otro modo tendría mucho almidón. Las zanahorias agregan beta caroteno, ¡bueno para los ojos de los chicos!*

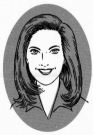

Consejos a la Hora de Comer

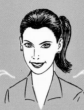

Como madre preocupada que siente curiosidad por los temas vinculados con los alimentos y los niños, yo he tenido largas conversaciones con Patricia Schimm y Jean Mandelbaum, mis consejeras en cuanto a problemas relacionados con la paternidad. Ellas me explicaron que cuanto más presión y control tratemos de ejercer sobre nuestros chicos a la hora de comer encontraremos más problemas con la comida más adelante. En realidad, ambas expertas están de acuerdo en que los chicos comerán casi cualquier cosa si no hay una lucha de poder involucrada. Pat Schimm va aun más lejos y dice que si hablas de *otras* cosas que no sean la comida en la mesa, tienes probabilidades de obtener mejores resultados. Estas son algunas claves y consejos que he aprendido de Pat y Jean:

1 Como regla general, no obligues a los niños a comer; no se morirán de hambre.

2 Los niños pequeños típicamente serán quisquillosos y hasta difíciles con respecto a la comida. Es normal. Decir "no" a todo es su forma de probar hasta dónde puede llegar en el mundo. A esta edad, darles un plato de comida a menudo derivará en un "No, no me gusta esto." De todos modos, darles la opción de elegir entre varios alimentos saludables, donde ninguna opción será "equivocada" o mala para ellos, es un escenario óptimo tanto para el niño o la niña como para los padres.

3 Cuando un niño o niña es lo suficientemente grande como para alimentarse por sí mismo, típicamente entre los 9 y los 12 meses, los padres deberían dar un paso atrás y dejarlo que se haga cargo. Al alimentarse por sí mismos, los chicos aprenden a ser independientes y a tener confianza en sí mismos. Un niño pequeño que puede alimentarse solito probablemente se alimentará bien en el futuro porque él está haciéndolo a su modo, sin nadie metiéndose en su territorio. Y yo les facilito esto a mis chicos porque no hago nada difícil o demasiado elaborado para comer.

RECETAS DE POSTRES

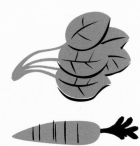

Brownies

(CON ZANAHORIA Y ESPINACA)

*¡Estos brownies engañan a todos! No podrás creer lo delicio-
sos que son (o cuán saludables son hasta que no los hagas tú
mismo). Ojo, no los sirvas calientes; el sabor de la espinaca
desaparece por completo solo cuando ya están fríos.*

**Preparación: 15 minutos • Total: 55 minutos •
Porciones: 12 brownies • Sirve para llevar**

- **Atomizador de aceite vegetal**
- **3 onzas de chocolate semiamargo
  o amargo**
- ½ **taza de puré de zanahoria**
- ½ **taza de puré de espinaca**
- ½ **taza de azúcar rubia o morena,
  compacta**
- ¼ **taza de cacao en polvo no
  endulzado**
- **2 cucharadas de margarina para untar
  sin grasas trans**
- **2 cucharaditas de extracto de vainilla
  puro**
- **2 claras de huevos grandes**
- ¾ **taza de harina de avena o harina
  común**
- ½ **cucharadita de polvo de hornear**
- ½ **cucharadita de sal**

1 Precalentar el horno a 350°F. Rociar una
bandeja para horno de 8x8 pulgadas con un
atomizador de aceite vegetal.

2 Derretir el chocolate en un hervidor doble o
sobre una llama muy baja.

3 En un cuenco grande, mezclar el chocolate
derretido, los purés de vegetales, el azúcar, el
cacao en polvo, la margarina y la vainilla, y
batir hasta que la mezcla esté homogénea y
cremosa, de 1 a 2 minutos.

4 Batir las claras de los huevos. Añadir la harina, el polvo de hornear y la sal y revolver
con una cuchara de madera.

5 Verter la masa en la bandeja y hornear de 35
a 40 minutos. Dejar enfriar por completo en
la bandeja antes de cortar en 12 barritas.

Joy: *Estos brownies tienen una cantidad baja de calorías
(sólo 133 por brownie) y de grasa saturada. También tienen 3
gramos de fibra (¡lo cual es increíble para un brownie!), al
mismo tiempo que la espinaca y las zanahorias proveen dos
poderosos antioxidantes que ayudan a que los ojos de tus chicos estén saludables.*

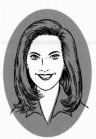

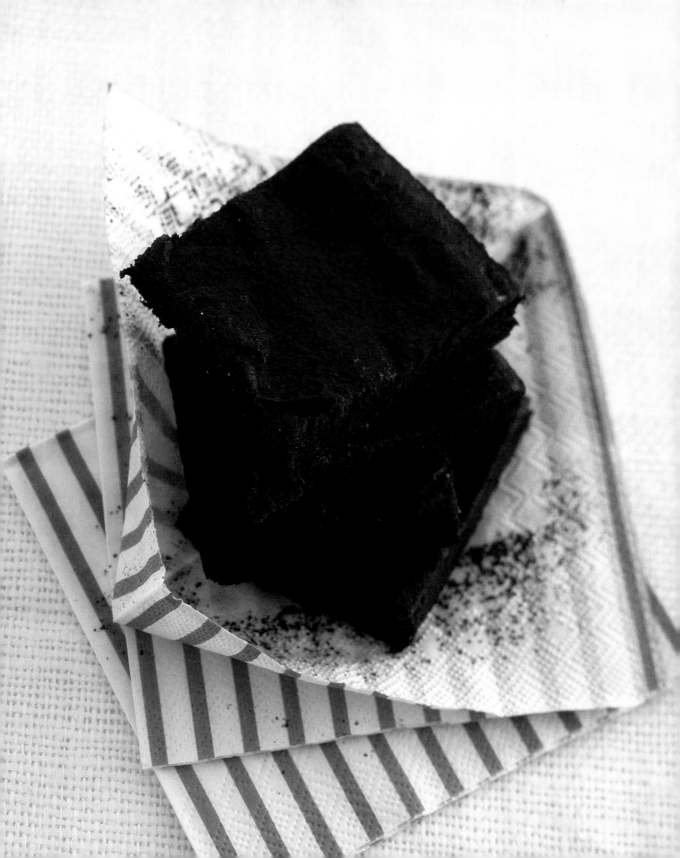

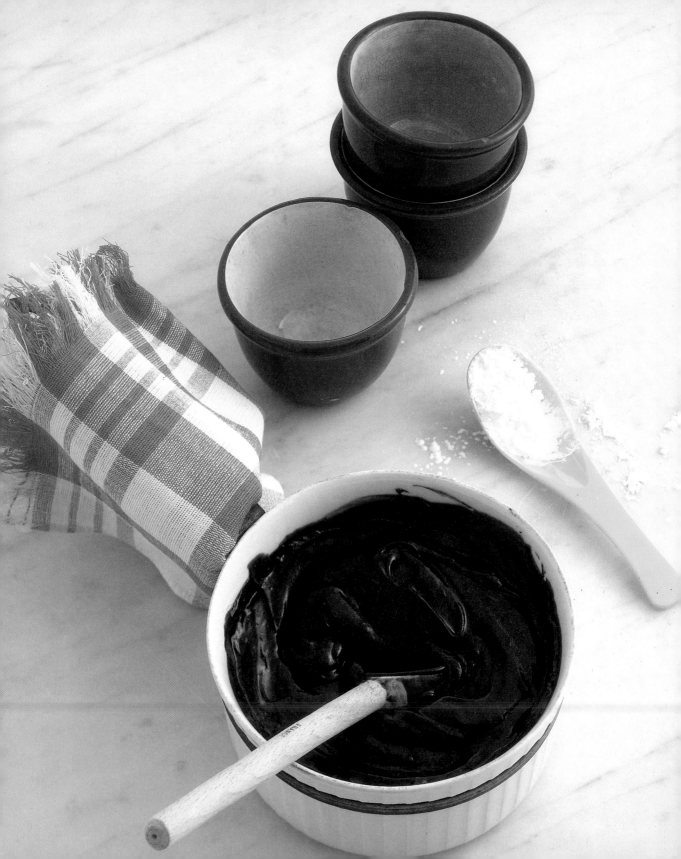

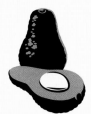

Crema de Chocolate

(CON AGUACATE)

Me encanta esta crema. A veces no quiero compartirla.

Preparación: 5 minutos • Total: 9 minutos • Porciones: 8 a 10

- ¼ **taza de margarina para untar sin grasas trans**
- 1 taza de puré de aguacate
- **1 taza de azúcar glasé**
- ½ **taza de cacao en polvo no endulzado**
- **1 cucharadita de extracto de vainilla puro**
- ¼ **taza de maicena**

En una cacerola mediana, derretir la margarina sobre fuego bajo. Añadir el puré de aguacate, el azúcar, el cacao en polvo y la vainilla y revolver. Cocinar hasta que la mezcla se espese, de 3 a 4 minutos, deshaciendo con una espátula de silicona cualquier grumo de aguacate para lograr una mezcla cremosa y homogénea. Retirar del fuego y lentamente añadir la maicena revolviendo constantemente. Servir caliente.

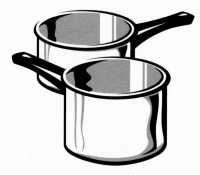

Sascha: *Oye… ¿Dónde puso mamá la crema de chocolate?*

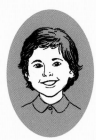

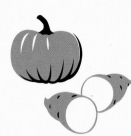

Rosquillas

(CON ZAPALLO Y BATATA)

Son livianas, y un poquito de azúcar espolvoreada las hace absolutamente irresistibles.

**Preparación: 10 minutos • Total: 35 minutos •
Porciones: 2 docenas de rosquillas pequeñas**

- **Atomizador de aceite vegetal**
- **½ taza de azúcar rubia o morena, compacta**
- ½ taza de puré de zapallo en lata
- ½ taza de puré de batata
- **½ taza de leche descremada o suero de leche bajo en grasa (1 por ciento)**
- **1 clara de un huevo grande**
- **1 cucharada de margarina para untar sin grasas trans, derretida**
- **1 cucharadita de extracto de vainilla puro**
- **1 taza de harina común o harina integral para repostería**
- **1 cucharadita de bicarbonato de sodio**
- **½ cucharadita de polvo de hornear**
- **½ cucharadita de canela o de condimento para pastel de zapallo**
- **¼ taza de azúcar glasé**

1 Precalentar el horno a 350°F. Rociar un molde para rosquillas o uno para 12 panecillos con un atomizador de aceite vegetal.

2 En un cuenco grande, batir el azúcar, los purés de zapallo y de batata, la leche, la clara de huevo, la margarina y la vainilla. Agregar la harina, el bicarbonato de sodio, el polvo de hornear y el condimento y mezclar hasta que todo esté completamente mezclado.

3 Llenar el molde de rosquillas con la masa o repartirla en el molde para panecillos. Hornear hasta que las partes superiores estén ligeramente doradas y un palillo salga limpio cuando se lo inserta, de 20 a 25 minutos. Sacar las rosquillas y colocar sobre una rejilla para que se enfríen. Cuando estén frías, espolvorear con azúcar glasé.

4 Conservar en un recipiente hermético, a temperatura ambiente, hasta por 2 días, o en el congelador hasta por 1 mes.

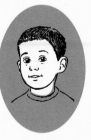

Julian: *Mis amigos aman a mi mamá porque nos hace rosquillas.*

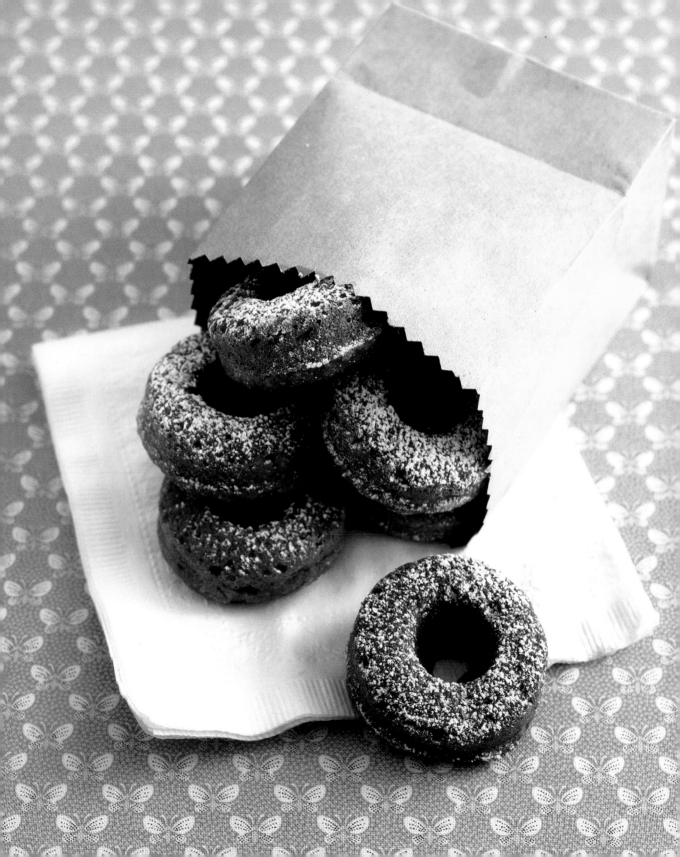

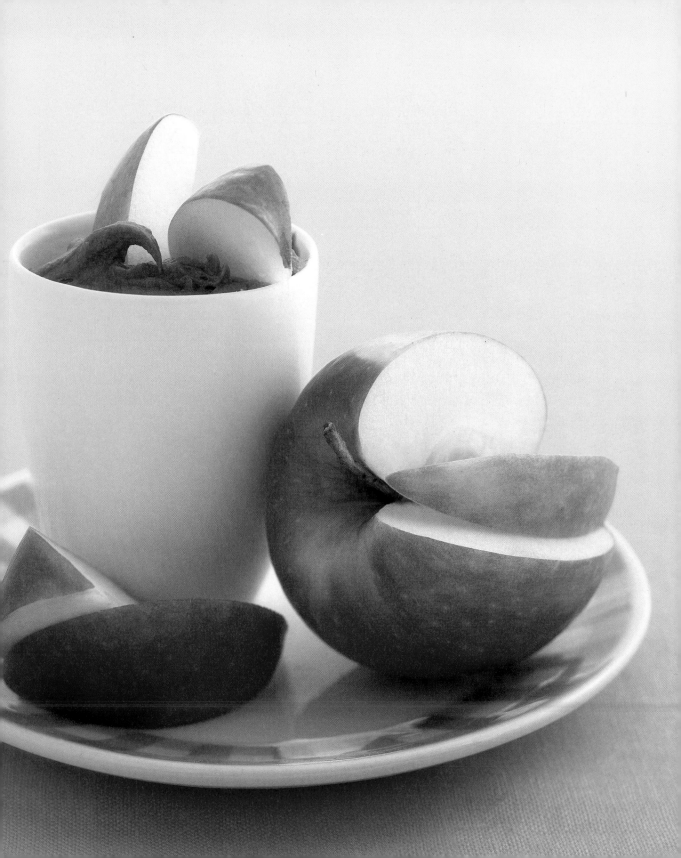

Salsa de Mantequilla de Maní y Chocolate

(CON ZANAHORIA)

Sírvela como una merienda o un postre con varitas de vegetales o trozos grandes de fruta fresca.

Total: 5 minutos • Porciones: 4

- ½ **taza de mantequilla de maní cremosa y natural**
- ½ **taza de queso crema sin grasa**
- **6 cucharadas de jarabe de chocolate**
- ¼ taza de puré de zanahoria
- ½ **cucharadita de sal**
- **rebanadas de fruta, para acompañar**

Revolver la mantequilla de maní, el queso crema, el jarabe de chocolate, el puré de zanahoria y la sal en un cuenco hasta que la mezcla esté cremosa y homogénea.

Salsa de Malvaviscos y Banana

(CON CALABAZA)

¡Otro postre con vegetales!

Total: 5 minutos • Porciones: 4

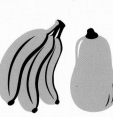

- 1 taza de puré de calabaza
- 1 taza de puré de banana
- **1 taza de mini malvaviscos**
- **Rebanadas de fruta, para acompañar**

En un cuenco que se pueda poner en el horno microondas, revolver los purés de calabaza y de banana. Tapar y poner en el microondas hasta que la mezcla esté caliente, de 1 a 2 minutos. Agregar los malvaviscos y revolver. Servir caliente.

Magdalenas con Pedacitos de Chocolate

(CON ZAPALLO Y CALABAZA AMARILLA)

Pedacitos de chocolate y jarabe de arce, y toda la familia estará en el paraíso.

Preparación: 10 minutos • Total: 35 minutos • Porciones: 12 magdalenas • Sirve para llevar

MASA PARA LAS MAGDALENAS

- **Atomizador de aceite vegetal**
- 1 taza de puré de zapallo en lata
- ½ taza de puré de calabaza amarilla
- **½ taza de azúcar rubia o morena, compacta**
- **½ taza de agua**
- **⅓ taza de aceite de canola**
- **1 cucharadita de extracto de vainilla puro**
- **2¼ tazas de harina común**
- **1½ cucharaditas de bicarbonato de sodio**
- **½ cucharadita de sal**
- **½ taza de pedacitos de chocolate semiamargo**

BAÑO

- **1 paquete (8 onzas) de queso crema bajo en grasa**
- **⅓ taza de jarabe de arce puro**
- **2 cucharaditas de extracto de vainilla puro**
- **⅛ cucharadita de sal**

1 Precalentar el horno a 350°F. Rociar un molde para 12 panecillos con un atomizador de aceite vegetal o cubrir con moldecitos de papel para panecillos.

2 Poner los purés de zapallo y calabaza en un cuenco para mezclar grande o en el cuenco de una mezcladora eléctrica. Añadir el azúcar, el agua, el aceite y la vainilla y batir hasta que todo esté bien mezclado.

3 Ahora agregar la harina, el bicarbonato de sodio, la sal y los pedacitos de chocolate y mezclar hasta que todo esté totalmente mezclado. Repartir la masa en el molde para 12 panecillos. Hornear hasta que la parte superior de las magdalenas esté ligeramente dorada y mullidas al tacto, de 20 a 25 minutos. Sacar las magdalenas y colocar sobre una rejilla para dejarlas enfriar antes de bañarlas.

4 Para el baño, batir el queso crema con el jarabe de arce, la vainilla y la sal hasta que esté homogéneo y cremoso. Extender el baño sobre las magdalenas ya frías.

5 Conservar en un recipiente hermético a temperatura ambiente hasta por 2 días o envolver individualmente y guardar en el congelador hasta por 1 mes.

Si Nosotros Nos Quejamos, Ellos También Lo Harán

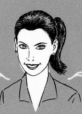

UNA NOCHE, en los tiempos en que solía rogarles a mis hijos que comieran sus vegetales, me oí a mí misma implorando y suplicando y me di cuenta de que sonaba exactamente igual a ellos. No era agradable. Todo el mundo sabe que los hijos imitan a sus padres. Me di cuenta de que si yo me quejaba porque no comían sus vegetales, ellos se quejarían también sobre lo mismo (y sobre todo lo demás).

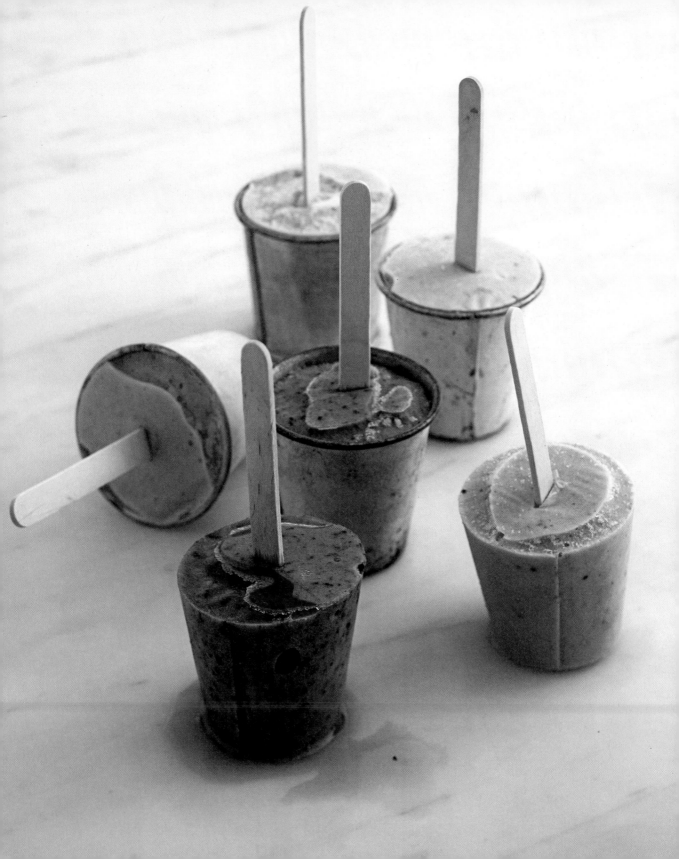

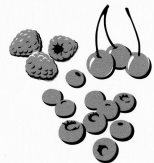

Paletas de Helado de Yogur

(CON FRESAS, FRAMBUESAS, ARÁNDANOS O CEREZAS)

Tus hijos piensan que les estás dando un gusto, pero estas paletas heladas son una gran alternativa—bajas en calorías y con un bajo contenido graso—al helado con un alto contenido de grasa. Si estás usando frambuesas, utiliza ³⁄₄ taza de azúcar porque las frambuesas son ácidas.

Preparación: 10 minutos • Congelador: 120 minutos • Salen 8 helados

- **2 tazas de yogur sin sabor descremado**
- 2 tazas de fresas, frambuesas, arándanos o cerezas congeladas, descongeladas en el horno microondas por 1 minuto
- **½ a ³⁄₄ taza de azúcar glasé**

Mezclar el yogur, la fruta y el azúcar en una licuadora o procesadora y procesar hasta que la mezcla quede homogénea y cremosa. Verter en los moldes para paletas heladas y poner en el congelador.

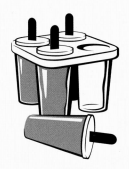

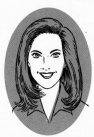

Joy: *Cada paleta helada (¡sólo 100 calorías!) contiene menos de 1 gramo de grasa. El yogur rico en calcio ayuda a formar huesos y dientes fuertes, y las bayas agregan un poco de vitamina C, un antioxidante que ayuda el sistema inmunológico y colabora en la curación.*

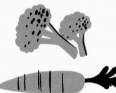

Pastel de Jengibre

(CON BRÓCOLI Y ZANAHORIA)

Mis hijos nunca comerían esto si supieran lo que tiene. Como no lo saben, usualmente se va en un día, o menos.

**Preparación: 15 minutos • Total: 60 minutos •
Porciones: 8 a 10 • Sirve para llevar**

- **Atomizador de aceite vegetal**
- **1 taza de harina integral**
- **1 taza de harina común**
- **1 cucharadita de bicarbonato de sodio**
- **1 cucharadita de jengibre molido**
- **1 cucharadita de canela**
- **¼ cucharadita de clavo de olor molido**
- **¼ cucharadita de pimienta de Jamaica**
- **¼ cucharadita de sal**
- **¾ taza de azúcar rubia o morena, compacta**
- **¼ taza de aceite vegetal o de canola**
- **1 huevo grande**
- **1 taza de puré de brócoli**
- **½ taza de puré de zanahoria**
- **½ taza de yogur sin sabor descremado**
- **¼ taza de melaza**
- **2 cucharaditas de extracto de vainilla puro**
- **1 cucharada de ralladura de naranja**
- **½ taza de azúcar glasé**

1 Precalentar el horno a 375°F. Rociar un molde para pan de 9x5 pulgadas con un atomizador de aceite vegetal.

2 En un cuenco mezclar las harinas con bicarbonato de sodio, jengibre, canela, clavo de olor, pimienta de Jamaica y sal. Poner a un lado.

3 En otro cuenco o en la mezcladora eléctrica, batir el azúcar, el aceite y el huevo hasta que la mezcla quede cremosa. Agregar los purés de vegetales, el yogur, la melaza, la vainilla y la ralladura de naranja sin dejar de revolver. Añadir la mezcla de la harina y mezclar hasta que todo esté homogéneo y cremoso.

4 Verter la mezcla en el molde y alisar la parte superior. Hornear hasta que un palillo salga limpio cuando se lo inserte en el centro del pastel, de 45 a 50 minutos. Enfriar durante 5 minutos en el molde antes de pasar el pastel a una rejilla para que se enfríe totalmente. Espolvorear con azúcar glasé.

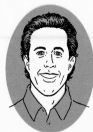

Jerry: El azúcar glasé me vuelve loco.

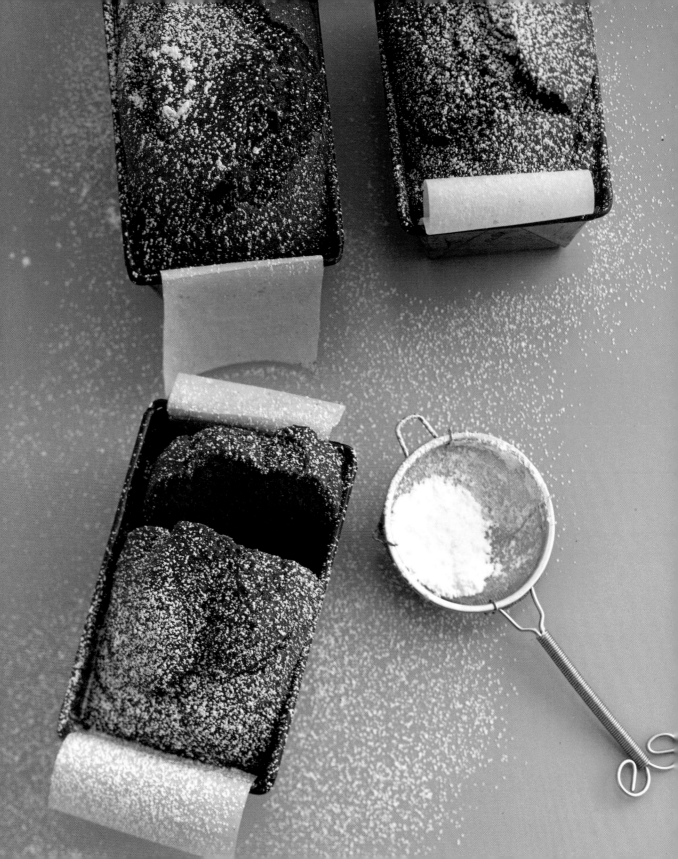

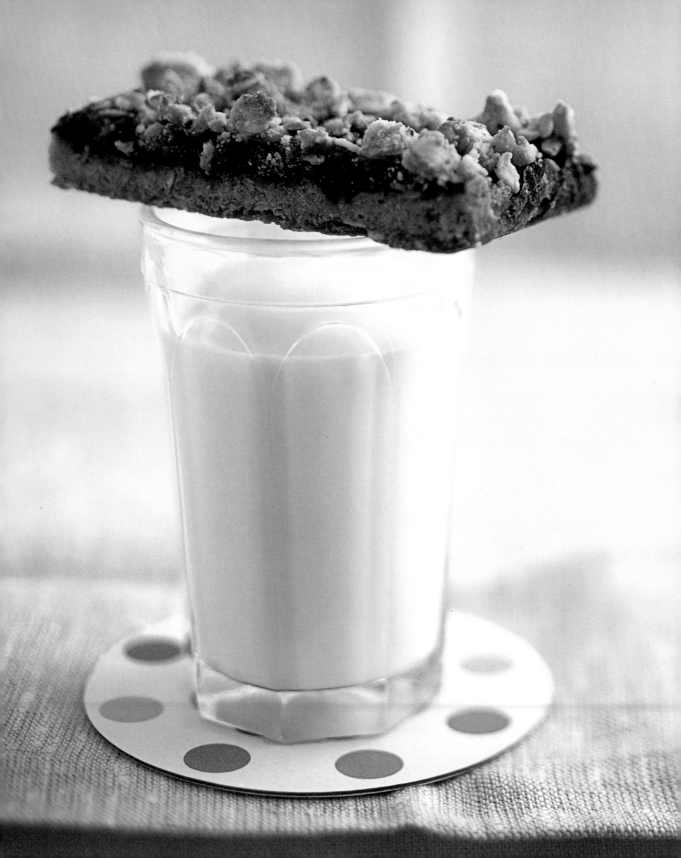

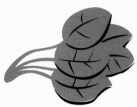

Barras de Avena y Arándanos

(CON ESPINACA)

Crujientes y dulces ¡pero llenas de espinaca! Deja que las barritas se enfríen completamente antes de servirlas de modo que el sabor de la espinaca desaparezca totalmente.

Preparación: 10 minutos • Total: 50 minutos • Porciones: 12 barritas

- **Atomizador de aceite vegetal**
- **2 tazas de avena enrollada**
- **1$\frac{1}{4}$ tazas de harina común**
- **$\frac{1}{2}$ taza de azúcar**
- **$\frac{1}{2}$ cucharadita de canela**
- **$\frac{1}{4}$ cucharadita de polvo de hornear**
- **$\frac{1}{4}$ cucharadita de sal**
- **1 cucharadita de extracto de vainilla puro**
- **$\frac{3}{4}$ taza de margarina para untar sin grasas trans fría**
- **1 taza de mermelada de arándanos con bajo contenido de azúcar**
- **$\frac{1}{2}$ taza de puré de espinaca**

1 Precalentar el horno a 375°F. Rociar una fuente de horno de 8x8 pulgadas con un atomizador de aceite vegetal

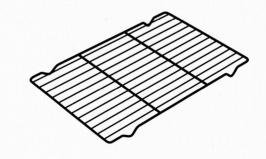

2 En un cuenco grande, mezclar la avena, la harina, el azúcar, la canela, el polvo de hornear, la sal y la vainilla y revolver para mezclar bien.

3 Agregar la margarina y cortarla rápidamente con dos cuchillos mezclándola con los ingredientes secos hasta que la mezcla parezca una harina gruesa y ya no esté polvorienta. No mezcles demasiado, deben verse pedacitos de margarina.

4 Poner a un lado aproximadamente la mitad de la mezcla de la avena; presionar el resto firmemente en la fuente para horno. Hornear hasta que esté ligeramente dorada en los bordes (pero no completamente cocida), de 13 a 15 minutos.

5 Mientras tanto, mezclar la mermelada de arándanos con el puré de espinaca en un cuenco pequeño.

6 Extender la mezcla de arándanos sobre la capa de avena parcialmente horneada, después espolvorear con la mezcla de avena reservada. Hornear hasta que la parte de arriba esté ligeramente tostada, de 20 a 25 minutos. Poner la fuente sobre una rejilla para que se enfríe completamente antes de cortar 12 barritas.

Magdalenas de Chocolate

(CON AGUACATE Y COLIFLOR)

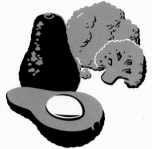

Estas son una de las favoritas de Julian. Las llevé a su clase para celebrar su cumpleaños, y se las terminaron en segundos. El sabor del aguacate puede ser detectado cuando las magdalenas están calientes, así que asegúrate de que estén completamente frías antes de servirlas.

Preparación: 15 minutos • Total: 35 minutos • Porciones: 12 • Sirve para llevar

MASA PARA LAS MAGDALENAS
- **Atomizador de aceite vegetal**
- 1 taza de puré de aguacate
- **1½ tazas de azúcar**
- **1 taza de leche descremada**
- **2 cucharaditas de extracto de vainilla puro**
- **½ cucharadita de vinagre balsámico**
- **2 claras de huevos grandes**
- **2 tazas de harina común**
- **½ taza de cacao en polvo no endulzado**
- **1 cucharadita de bicarbonato de sodio**
- **½ cucharadita de sal**

BAÑO
- **1 paquete (8 onzas) de queso crema bajo en grasa**
- **½ taza de azúcar glasé**
- ¼ taza de puré de coliflor
- **2 cucharadas de extracto de vainilla puro**
- **⅛ cucharadita de sal**

1 Precalentar el horno a 350°F. Rociar un molde para 12 panecillos con un atomizador de aceite vegetal o cubrir con moldecitos de papel para panecillos.

2 En un cuenco o en la mezcladora eléctrica, batir el puré de aguacate, el azúcar, la leche, la vainilla y el vinagre hasta que la mezcla esté cremosa. Agregar, batiendo, las claras de huevo una a la vez, sólo hasta que estén ligeramente mezcladas.

3 Agregar la harina, el cacao en polvo, el bicarbonato de sodio y la sal y mezclar hasta que todo esté homogéneo. Repartir la mezcla entre los moldecitos. Hornear hasta que la parte de arriba de las magdalenas esté ligeramente dorada y mullida al tacto, de 15 a 20 minutos. Sacar y colocar sobre una rejilla y dejar enfriar completamente antes de bañarlas.

4 Para el baño, batir el queso crema, el azúcar, el puré de coliflor, la vainilla y la sal hasta que la mezcla esté cremosa y homogénea. Extender sobre las magdalenas frías.

5 Conservar las magdalenas en un recipiente hermético a temperatura ambiente hasta por 2 días o guardar en el congelador hasta por 1 mes.

(OTRAS) MADRES SABEN MÁS
(Tercera Parte)

"¡La publicidad lo es todo cuando se les habla de vegetales a los chicos! El brócoli con salsa es anunciado como los 'árboles de Shrek con barro de ciénaga.' Los espárragos servidos con una guarnición de mantequilla derretida se convierte en 'las varitas mágicas de la princesa con salsa mágica.' Las compañías de comidas rápidas y los cereales con azúcar lo hacen tan bien, que nosotros como padres tenemos que hacer que nuestros vegetales sean llamativos también."

—Elizabeth, Los Ángeles
MADRE DE ISABEL, 8 AÑOS Y CAROLINA, 6 AÑOS

"Nosotros mezclamos aceite de semillas de lino prensado en frío en la avena y en todo tipo de puré. Espolvoreamos la harina de semillas de lino sobre el yogur, el cereal y sobre cualquier cosa crujiente. También hacemos galletas con harina de cebada y las endulzamos con jarabe de arce—cualquier cosa con tal de incorporar granos integrales a la comida. Cuando los chicos eran bebés, empezamos a hacer puré de arroz integral de modo que a ellos siempre les ha gustado. Hacemos pastel de chocolate con tofu, que a los chicos les encanta. También hacemos chile de vegetales y le ponemos un poco de yogur encima en lugar de la crema agria, también ponemos chispas de maíz orgánico a un lado para mojarlas en el yogur."

—La Familia Martin, Nueva York
NIÑOS DE 3 AÑOS Y 1 AÑO

"Cuando Alex se resiste a comer vegetales u otro alimento saludable, yo recurro a decirle, "¡Por favor, sólo toma X bocados más!" (A veces X es 7, a veces es 4.) Algunas veces espolvoreo queso cheddar desmenuzado sobre ciertos vegetales. Si estoy realmente desesperada, hacemos "la danza de la frutilla" (el nombre cambia de acuerdo con el nombre del vegetal), una danza divertida antes de comer cada bocado. Patético, lo sé."

—Elzy, Burlington, Vermont
MADRE DE ALEX, 3 AÑOS, Y DANIEL, 1 AÑO

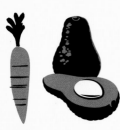

Fondue de Chocolate

(CON AGUACATE Y ZANAHORIA)

A los chicos les encanta mojar los alimentos en algo, son más divertidos. Prueba con galletas, rebanadas de queso, fresas—¡riquísimo!

Total: 5 minutos • Porciones: 4

- **1 cucharada de margarina para untar sin grasas trans**
- ½ taza de puré de aguacate
- ¼ taza de puré de zanahoria
- **1 taza de azúcar glasé**
- **½ taza de cacao en polvo no endulzado**
- **1 cucharadita de extracto de vainilla puro**
- **Rebanadas de frutas, bayas enteras o cerezas, para acompañar**

Derretir la margarina sobre fuego bajo en una cacerola mediana. Añadir el puré de aguacate y el de zanahoria, el azúcar, el cacao en polvo y la vainilla y batir bien hasta que la mezcla esté cremosa y homogénea. Servir caliente, con fruta.

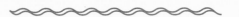

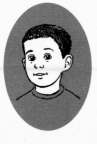

Julian: Yo me hago un emparedado de chocolate con galletas.

Sascha: Oye… ¡No te copies!

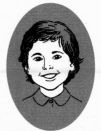

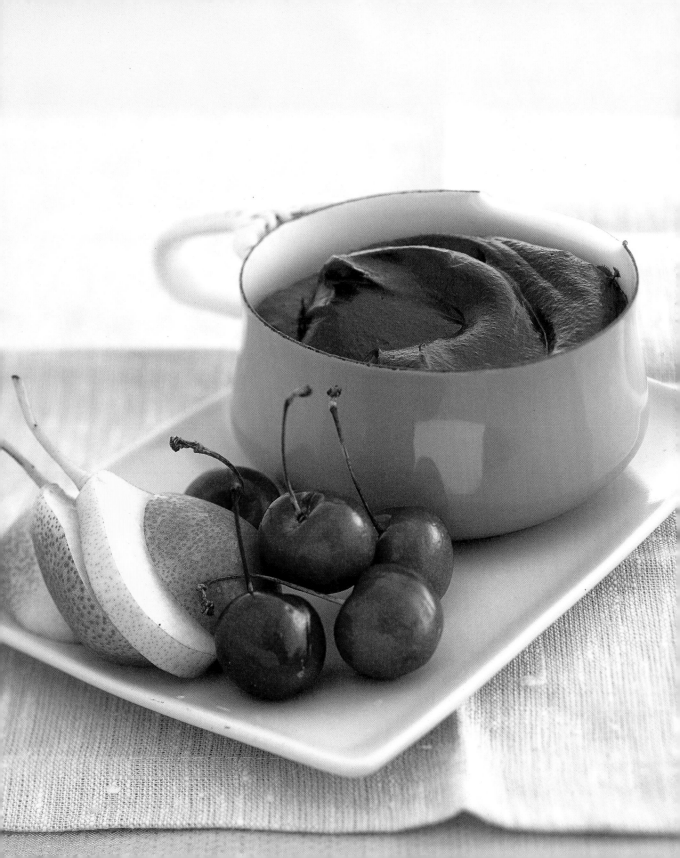

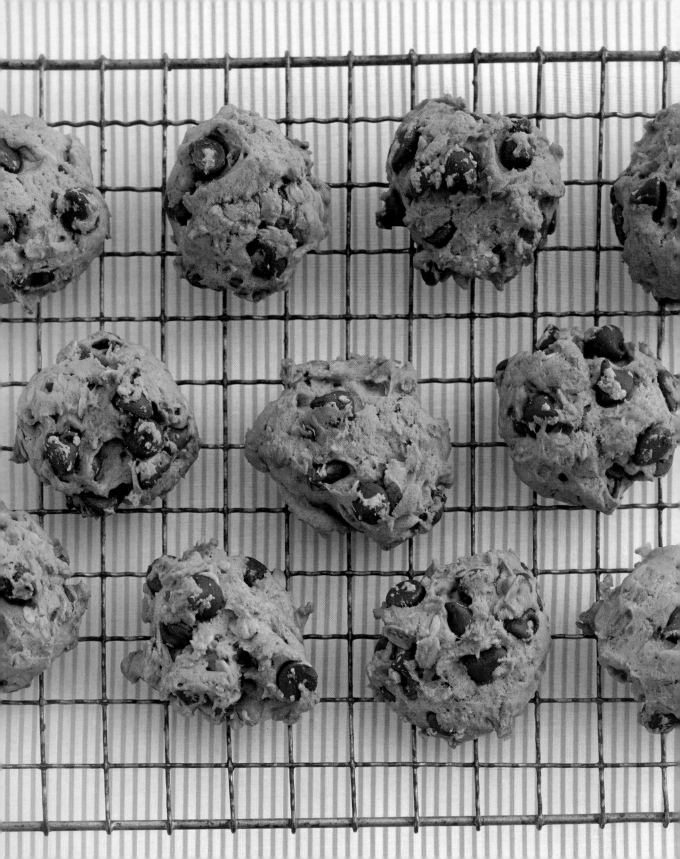

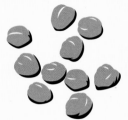

Galletas con Pedacitos de Chocolate

(CON GARBANZOS)

Son muy fáciles y rápidas de hacer, pero ¡cuídate de los garbanzos voladores! Si estás usando una mezcladora vertical, cubre parcialmente el cuenco con un paño de cocina para impedir que los garbanzos salgan volando. (Por supuesto, mis chicos piensan que es para morirse de risa cuando sucede.)

Preparación: 20 minutos • Total: 31 a 33 minutos •
Porciones: 2 docenas de galletas • Sirve para llevar

- **Atomizador de aceite vegetal**
- **1 taza de azúcar rubia o morena, compacta**
- **¾ taza de margarina para untar sin grasas**
- **2 claras de dos huevos grandes**
- **2 cucharaditas de extracto de vainilla puro**
- **1 lata (15 onzas) de garbanzos en lata, escurridos y lavados**
- **2 tazas (12 onzas) de pedacitos de chocolate semiamargo**
- **¾ taza de pasas de uva (opcional)**
- **¾ taza de nueces picadas (opcional)**
- **2 tazas de harina común**
- **½ taza de avena enrollada**
- **1 cucharadita de bicarbonato de sodio**
- **¼ cucharadita de sal**

1 Precalentar el horno a 350°F. Rociar una plancha para horno con un atomizador de aceite vegetal.

2 En un cuenco grande o en el cuenco de una mezcladora eléctrica, batir el azúcar y la margarina con una cuchara de madera o a velocidad mediana hasta que la mezcla esté cremosa y homogénea. Añadir batiendo las claras de huevo y la vainilla, después los garbanzos y los pedacitos de chocolate. Agregar la harina, la avena, el bicarbonato de sodio y la sal, y mezclar a baja velocidad hasta que se forme una pasta espesa.

3 Pasar la pasta a la plancha para horno con una cuchara, separando las galletas aproximadamente 2 pulgadas. Presionar ligeramente con un tenedor para aplanar. Hornear hasta que las galletas estén doradas y apenas firmes, de 11 a 13 minutos; no hornear demasiado. Pasar a una rejilla para que se enfríen.

4 Conservar en un recipiente hermético hasta por 3 días.

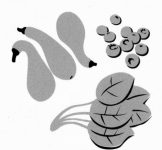

Magdalenas de Quesillo y Arándanos

(CON CALABAZA AMARILLA, ARÁNDANOS Y ESPINACA)

A los chicos les encanta la sorpresita de crema dulce que encuentran en el centro de estas magdalenas de arándanos.

**Preparación: 10 minutos • Total: 35 minutos •
Salen: 12 magdalenas • Sirven para llevar**

- **Atomizador de aceite vegetal**

RELLENO
- **4 onzas de queso crema bajo en grasa o sin grasa**
- **⅓ taza de azúcar glasé**
- **½ taza de puré de calabaza amarilla**
- **1 clara de un huevo grande**
- **⅛ cucharadita de sal**

MASA DE MAGDALENA
- **1 taza de azúcar granulada**
- **½ taza de leche descremada**
- **½ taza de puré de arándanos**
- **½ taza de puré de espinaca**
- **¼ taza de aceite vegetal o de canola**
- **1 taza de harina común**
- **1½ cucharaditas de bicarbonato de sodio**
- **¼ cucharadita de sal**

1 Precalentar el horno a 350°F. Rociar un molde para 12 panecillos con un atomizador de aceite vegetal o cubrir con moldecitos de papel para panecillos.

2 Para el relleno, batir el queso crema, el azúcar, el puré de calabaza, la clara de huevo y la sal en un cuenco hasta que la mezcla esté cremosa y homogénea. Poner a un lado.

3 Para la masa, mezclar el azúcar, la leche, los purés de arándanos y de espinaca y el aceite en un cuenco grande o en el cuenco de una mezcladora eléctrica y batir hasta que la mezcla esté cremosa y homogénea. Añadir la harina, el bicarbonato de sodio y la sal y mezclar ligeramente.

4 Usando aproximadamente la mitad de la masa, llenar cada moldecito para panecillos hasta un tercio de su capacidad. Poner una cucharada del relleno encima de cada molde y cubrir con el resto de la masa. Hornear hasta que la parte de arriba de las magdalenas esté ligeramente dorada y mullida al tacto, de 20 a 25 minutos. Sacar las magdalenas y colocar en una rejilla para que se enfríen.

5 Conservar en un recipiente hermético a temperatura ambiente hasta por 2 días o envolver en forma individual y guardar en el congelador hasta por 1 mes.

Más Consejos para la Hora de la Comida

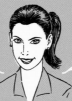

1. Comer más o menos la cantidad equivalente a un puño cerrado es típico de un niño pequeño y hambriento. Los niñitos a esta edad están ocupados y son muy activos y, para muchos, es difícil mantenerse sentados a la mesa después de que han aliviado su hambre.

2. Darles a los chicos platos con montañas de comida es abrumador para ellos. Bríndales la oportunidad de terminar porciones pequeñas para luego poder pedir "¡más, por favor!". En mi casa, yo les doy porciones pequeñitas y veo cómo se encienden sus ojos cuando vuelven a llenar sus propios platos.

3. Tratar de conquistarlos con dulces no es una buena solución para manejar el mal comportamiento. Usar los dulces como recompensa exagera su valor y alienta a los chicos a asociar los dulces con la satisfacción emocional.

4. Trata de ser moderada con la cantidad de comida poco saludable que ingieren. Por otro lado, evita los extremos también. Lo que está prohibido a veces se convierte en una atracción especial para los chicos. Si les ofreces dulces saludables hacia el final de la comida, tales como mi crema de chocolate o las galletas de avena y pasas de uvas, descubrirás que tus chicos empiezan a perder interés en lo que no tienen.

5. Los padres que tienen buenos hábitos alimenticios y de ejercicio les enseñarán a sus hijos hábitos saludables en general. La mejor forma de criar chicos con hábitos saludables es dar un buen ejemplo.

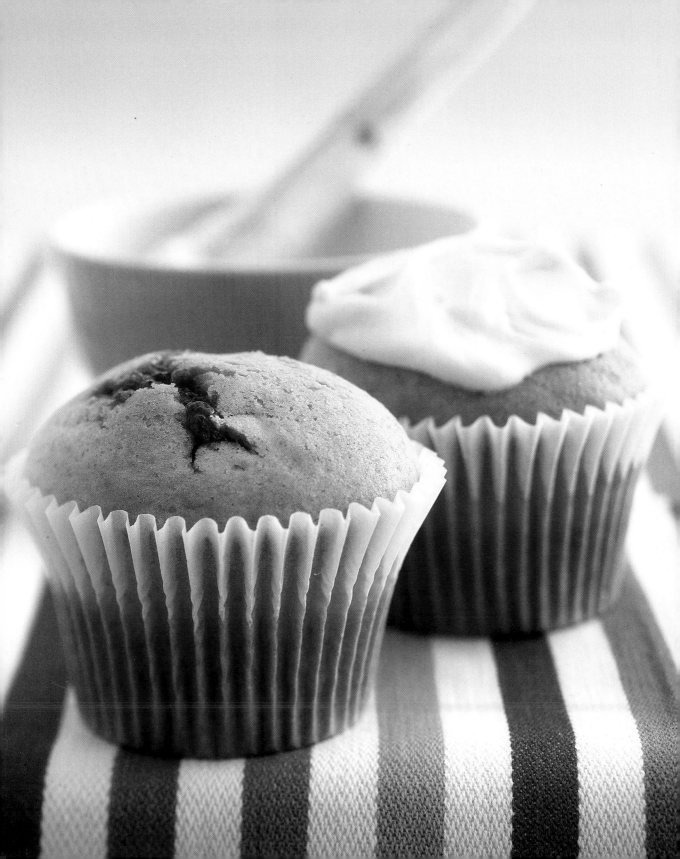

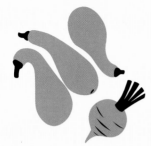

Magdalenas de Frambuesa y Limón

(CON CALABAZA AMARILLA Y REMOLACHAS)

Esta receta funciona también como un pastel. Hornea de 40 a 45 minutos en un molde para pastel de 9 pulgadas. Sáquelo por 5 minutos y colóquelo sobre una rejilla para que se enfríe.

**Preparación: 15 minutos • Total: 40 minutos •
Porciones: 12 o un pastel de 9 pulgadas**

RELLENO

- ¼ taza de frambuesas descongeladas
- 2 cucharadas de puré de remolacha
- 2 cucharadas de azúcar glasé
- 1 cucharada de margarina para untar sin grasas trans

MASA

- 1 taza de azúcar granulada
- ½ taza de leche descremada
- ½ taza de puré de calabaza amarilla
- ⅓ taza de aceite vegetal o canola
- 2 claras de huevos grandes
- 2 cucharadas de jugo de limón
- 1 cucharadita de extracto de limón puro
- 2 tazas de harina común
- 2 cucharaditas de polvo de hornear
- ¼ cucharadita de sal

BAÑO (OPCIONAL)

- 1 paquete (8 onzas) de queso crema bajo en grasa
- ½ taza de azúcar glasé
- 1 cucharadita de extracto de limón puro

1 Precalentar el horno a 350°F. Rociar un molde para 12 panecillos con un atomizador de aceite vegetal o cubrir con moldecitos de papel para panecillos.

2 Para el relleno, mezclar las frambuesas, el puré de remolacha, el azúcar y la margarina en una licuadora; dejar a un lado.

3 Para la masa, batir el azúcar en un cuenco grande con la leche, el puré de calabaza amarilla, el aceite, las claras de huevo, el jugo de limón y el extracto de limón hasta que la mezcla esté cremosa. Añadir la harina, el polvo de hornear y la sal, luego mezclar hasta que todo esté unido.

4 Usar aproximadamente la mitad de la masa, llenar cada moldecito de panecillo hasta un tercio de su capacidad. Poner un poco del relleno de frambuesa sobre cada magdalena, después cubrir con el resto de la masa.

5 Hornear hasta que la parte de arriba de las magdalenas esté ligeramente dorada y mullida al tacto, de 20 a 25 minutos. Sacarlas y colocar sobre una rejilla para que se enfríen.

6 Para el baño, batir el queso crema, el azúcar y el extracto de limón. Extender el baño sobre las magdalenas ya frías.

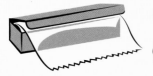

Emparedados de Helado y Galletas Graham

Mis chicos prácticamente gritan cuando les sirvo esto. Los envuelvo en papel de cera de modo que los chicos se divierten abriéndolos (y porque se conservan mejor en el congelador). Les recomiendo mojar los bordes de los emparedados en coco para obtener una presentación adorable.

Preparación: 5 minutos • Total: 120 minutos • Salen 8 emparedados

- 2 tazas de yogur sin sabor bajo en grasa
- 1 taza de azúcar
- 1 taza de suero de leche bajo en grasa (1 por ciento)
- 2 cucharadas de jugo de limón
- la ralladura de 1 limón
- 16 galletas Graham bajas en grasa, partidas por la mitad (32 cuadrados)
- Coco rallado (opcional)

1 En un cuenco grande, batir el yogur, el azúcar, el suero de leche, el jugo de limón y la ralladura de limón. Pasar a un cuenco pequeño, tapar y llevar al congelador de 1 a 1½ horas, hasta que la mezcla comience a espesarse.

2 Para formar los emparedados, sacar aproximadamente ¼ taza de la mezcla del yogur semi congelada y luego presionar entre dos cuadrados de galletas Graham. Envolver cada uno en papel de cera y poner en el congelador por 30 minutos o hasta que estén firmes.

3 Si utilizaras el coco, poner un poco sobre un plato y pasar los cuatro bordes del emparedado para rebozarlos.

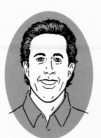

Jerry: *Pediré esto para mi última comida.*

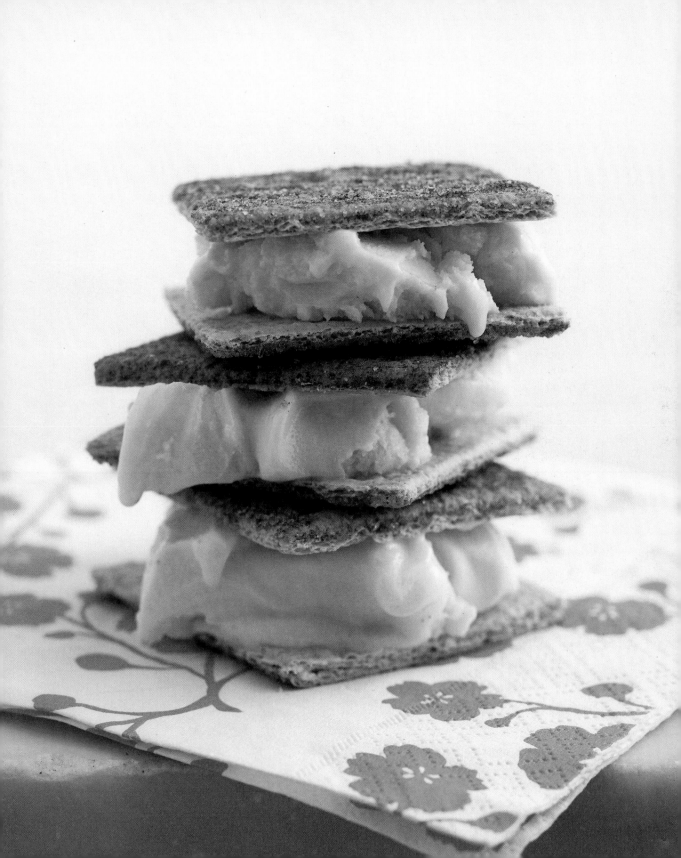

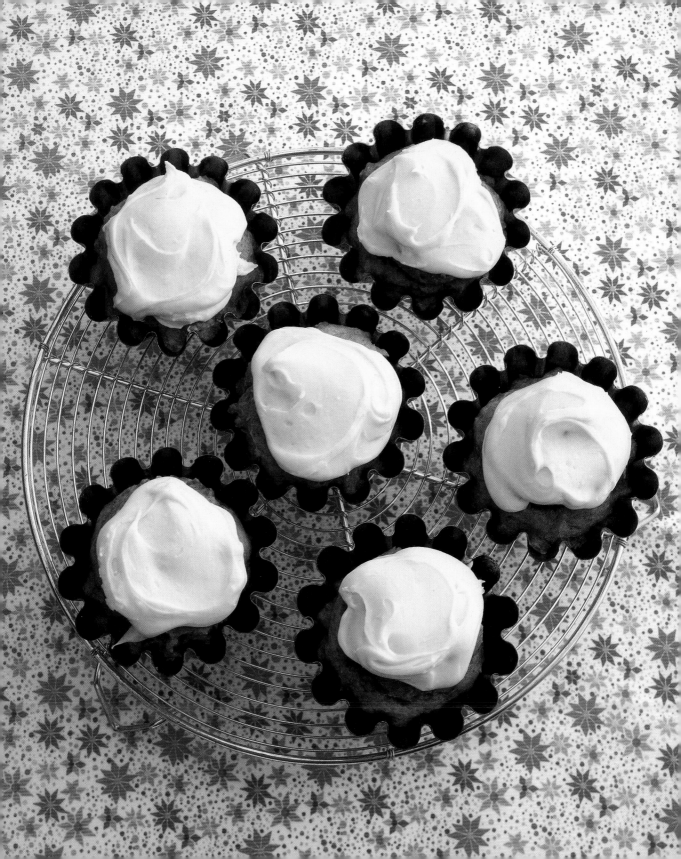

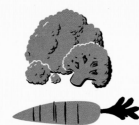

Panecillos de Zanahoria

(CON ZANAHORIA Y COLIFLOR)

Mis amigos siempre me piden que les haga estos panecillos. Y cuando los hago, ¡ninguno quiere compartirlos con sus niños!

Preparación: 10 minutos • Total: 35 minutos • Porciones: 12 • Sirve para llevar

- Atomizador de aceite vegetal
- ½ taza de azúcar rubia o morena, compacta
- 4 cucharadas de margarina para untar sin grasas trans
- 1 taza de puré de zanahoria
- ½ taza de puré de coliflor
- 1 huevo grande
- 2 cucharadas de jugo de naranja concentrado congelado
- 1 cucharadita de extracto de vainilla puro
- ¼ taza de albaricoques secos, picados
- ¼ taza de ciruelas secas sin hueso, picadas
- 2 tazas de harina para todo uso
- 1 cucharadita de polvo de hornear
- 1 cucharadita de bicarbonato de sodio
- 1 cucharadita de canela
- ¼ cucharadita de pimienta de Jamaica

BAÑO (OPCIONAL)
- 1 paquete (8 onzas) de queso crema bajo en grasa
- ¼ taza de azúcar glasé
- 2 cucharadas de jugo de naranja concentrado congelado

1 Precalentar el horno a 350°F. Rociar un molde para 12 panecillos con un atomizador de aceite vegetal o cubrir con moldecitos de papel.

2 En un cuenco grande, batir el azúcar con la margarina con una cuchara de madera hasta que la mezcla esté cremosa. Revolver incorporando los purés, el huevo, el concentrado de jugo de naranja y la vainilla y luego los albaricoques y las ciruelas. Agregar la harina, el polvo de hornear, el bicarbonato de sodio, la canela y la pimienta de Jamaica y revolver ligeramente. No mezcles demasiado, deberían quedar grumos en la masa.

3 Repartir la masa entre los moldecitos. Hornear hasta que la parte de arriba de los panecillos esté ligeramente dorada y un palillo salga limpio cuando se lo inserte en el centro, de 12 a 15 minutos. Sacarlos y colocar sobre una rejilla para que se enfríen.

4 Para hacer el baño, batir el queso crema, el azúcar glasé y el jugo de naranja concentrado en un cuenco mediano hasta que la mezcla esté homogénea y cremosa. Extender el baño sobre los panecillos fríos.

5 Conservar en un recipiente hermético a temperatura ambiente hasta por 2 días o envueltos individualmente en el congelador hasta por 1 mes.

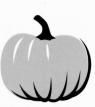

Pastel Amarillo

(CON ZAPALLO)

Este es un pastel de caja, pero mejor para ti. Lo puedes servir así o bañar con cualquiera de los baños de queso crema que aparecen en este libro.

Preparación: 5 minutos • Total: 30 minutos •
Porciones: un pastel de 9 pulgadas • Sirve para llevar

- **Atomizador de aceite vegetal**
- **1 caja (18 onzas) de mezcla para pastel amarillo (cualquier marca)**
- 1 taza de puré de zapallo en lata
- **¼ taza de agua**
- **2 cucharadas de aceite vegetal**
- **2 huevos grandes**
- **1 clara de un huevo grande**
- **6 onzas de yogur de vainilla, banana o limón sin grasa**

1 Precalentar el horno a 350°F. Rociar un molde para pastel de 9 pulgadas con un atomizador de aceite vegetal y enharinar ligeramente.

2 En un cuenco grande para mezclar o en el cuenco de una mezcladora eléctrica, mezclar el polvo para pastel, el puré de zapallo, el agua, el aceite, los huevos, la clara de huevo y el yogur. Batir hasta que la mezcla esté cremosa y homogénea, de 1 a 2 minutos.

3 Verter la masa en el molde para pastel y hornear hasta que un palillo insertado en el pastel salga limpio, aproximadamente 20 minutos.

Variación

PASTEL DE CHOCOLATE

Utiliza una caja de mezcla para pastel de chocolate en lugar de pastel amarillo y bate con 1 taza de puré de zapallo, ¼ taza de agua, 2 cucharadas de aceite vegetal o canola, 2 huevos grandes, la clara de un huevo grande y ¾ taza de yogur sin sabor (preferentemente yogur griego). Hornear tal como se indica arriba.

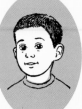

Julian: *¿Me puedes hacer este pastel para mi cumpleaños?*

Lo Importante Es la Celebración No el Azúcar

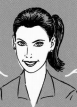

MI ACTITUD hacia los cumpleaños no es, lo admito, compartida por millones, pero es claro para mí que se le da demasiado énfasis al azúcar. Yo observo cómo mis hijos comen cosas azucaradas en la calle y después, por supuesto, se estrellan cuando llegan a casa. Pienso que un pastel de cumpleaños está bien y es apropiado, pero yo he estado en fiestas de niños donde también había galletas, caramelos y magdalenas, además del pastel. Si entendiésemos mejor el efecto que esto tiene sobre el cuerpo de los niños, tal vez lo pensaríamos nuevamente. Yo personalmente aprendí de la Dra. Roxana Mehran y del Dr. Mehmet Oz (quienes escribieron el prólogo de este libro) lo que sucede realmente en el cuerpo de nuestros niños cuando comen tanta azúcar, y es algo que realmente asusta.

Aquí van un par de sugerencias para deliciosos pasteles de cumpleaños, fortificados con vegetales:

1 Pastel de chocolate (página 194)

2 Magdalenas de chocolate (página 172)

3 Pastel amarillo (página 186)

Del mismo modo, en lugar de regalar caramelos, ¿por qué no considerar la posibilidad de dar regalos pequeños (tatuajes, anillos brillantes, pelotas que reboten), que puedes comprar al por mayor en un negocio de fiestas? ¡Además, cuestan menos que los caramelos!

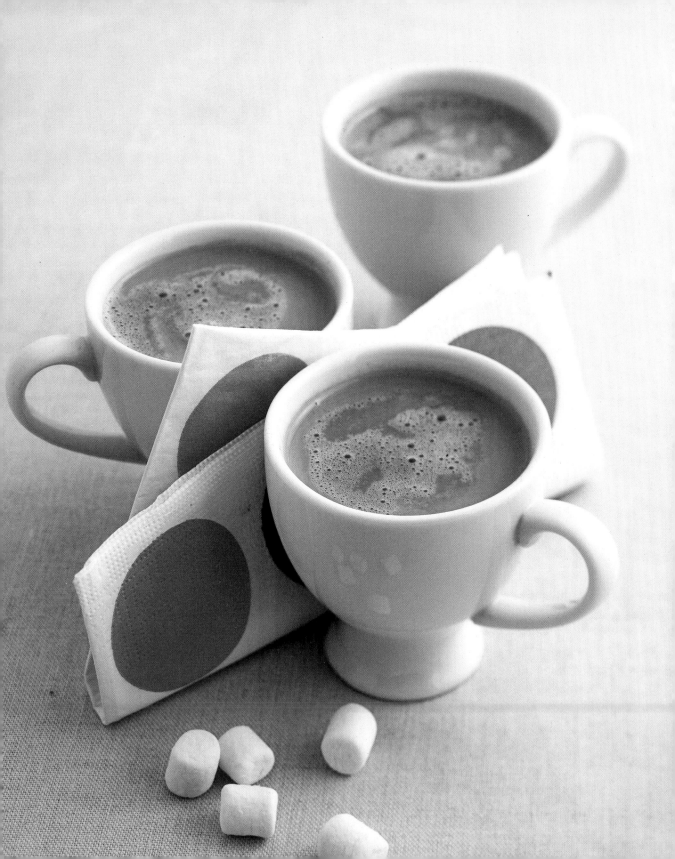

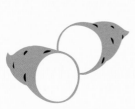

Cacao Caliente

(CON BATATA)

El sabor familiar del jarabe de chocolate esconde el puré de batata. Es el puré, sin embargo, lo que hace que el cacao sea tan espeso y cremoso, aun cuando se lo prepare con leche descremada.

Preparación: 5 minutos • Total: 6 minutos • Porciones: 2

- 1¼ tazas de leche descremada
- ½ taza de puré de batata
- **2 cucharadas de jarabe de chocolate**
- **⅛ cucharadita de sal**
- **⅛ cucharadita de canela o condimento de pastel de zapallo (opcional)**
- **Malvaviscos, para servir**

Mezclar la leche, el puré de batata, el jarabe de chocolate, la sal y el condimento de pastel en una licuadora y licuar hasta que la mezcla esté homogénea y cremosa. Pasarla a una cacerola y poner a hervir a fuego lento. Verter en jarritos y coronar con los malvaviscos.

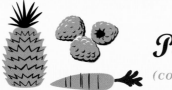

Ponche de Fruta

(CON FRAMBUESAS, PIÑA Y ZANAHORIA)

¡Sabe demasiado bien para ser sano, pero lo es!

Preparación: 5 minutos • Total: 6 minutos • Porciones: 4

- 2 tazas de puré de frambuesas
- 1 taza de puré de piña
- ½ taza de puré de zanahoria
- **2 tazas de agua fría**
- **¼ taza de azúcar**
- Hielo, para servir

Mezclar los purés de frambuesas, piña y zanahoria, el agua y el azúcar en una licuadora o procesadora y procesar hasta que la mezcla esté homogénea y cremosa. Servir sobre hielo.

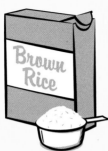

Delicias Crocantes de Malvaviscos

(CON ARROZ INTEGRAL)

El arroz integral y la harina de semilla de lino hacen que estas delicias tradicionales sean mejores para tu salud.

Total: 10 minutos • Porciones: 8 cuadrados grandes • Sirve para llevar

- **Atomizador de aceite vegetal**
- **1 cucharada de margarina para untar sin grasas trans**
- **1 paquete (10 onzas) de malvaviscos**
- 6 tazas de crujiente cereal de arroz integral
- **¼ taza de harina de semillas de lino**

1 Rociar una bandeja para horno de 8x8 pulgadas con un atomizador de aceite vegetal.

2 Derretir la margarina en una olla grande sobre fuego bajo. Agregar los malvaviscos y revolver hasta que estén completamente disueltos. Sacar la fuente del fuego.

3 Añadir el cereal de arroz y la harina de semillas de lino y revolver hasta que el arroz esté bien rebozado en malvaviscos. Presionar la mezcla en la bandeja para horno y dejar enfriar antes de cortar en cuadraditos.

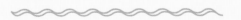

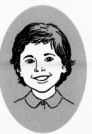

Sascha: *Nosotros vendemos estas delicias en la venta de dulces de la escuela.*

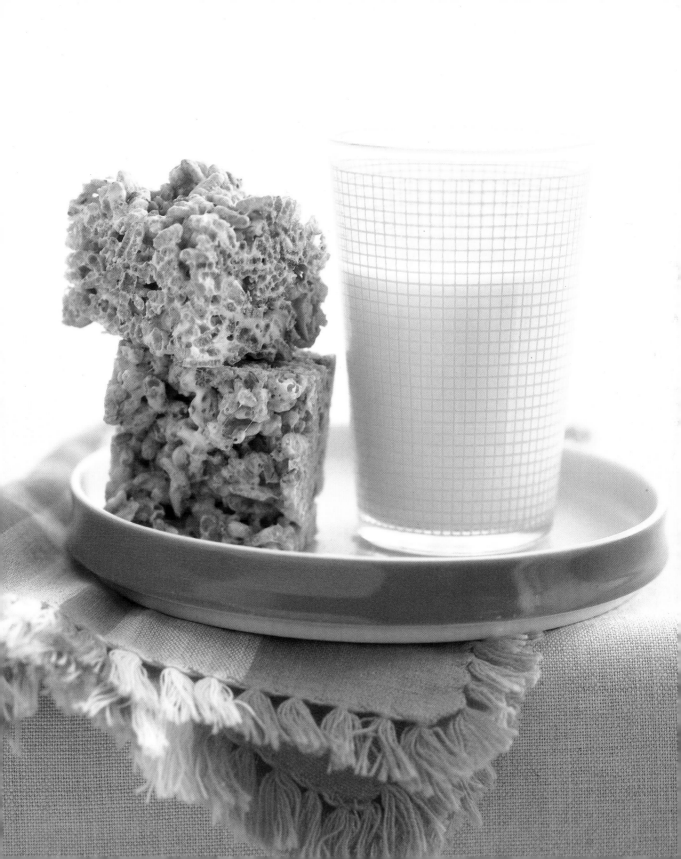

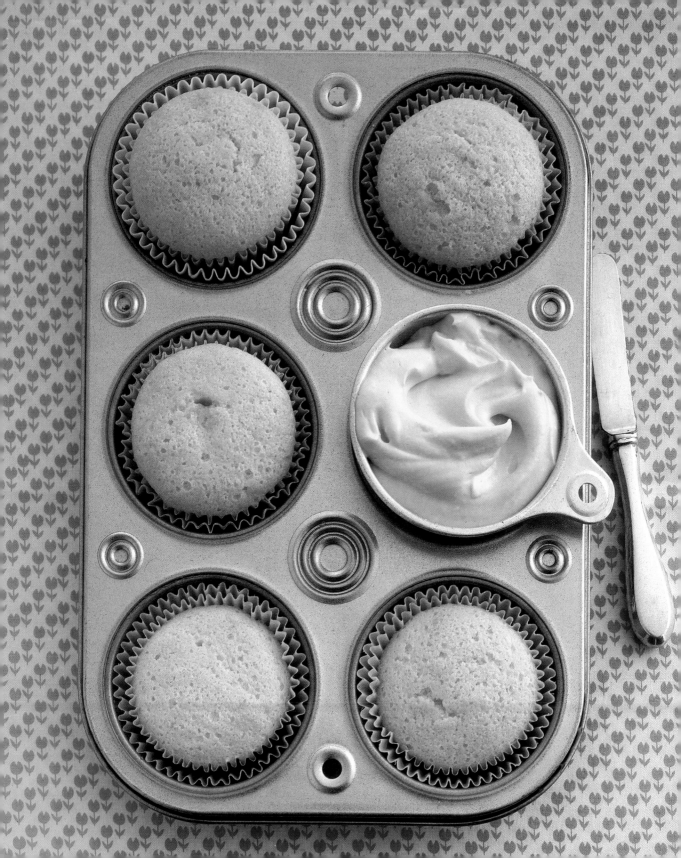

Magdalenas de Pastel de Ángel

(CON CALABAZA AMARILLA Y ZANAHORIA)

Son taaan livianas que a menudo no me preocupo por el baño, pero un espolvoreado de azúcar glasé le da una terminación preciosa.

Preparación: 15 minutos • Total: 35 minutos
Porciones: 12 magdalenas • Sirve para llevar

- 5 claras de huevos grandes
- ¾ cucharadita de crema de tártaro
- ¼ cucharadita de sal
- ½ taza de harina común
- ½ taza de azúcar
- ¼ taza de puré de calabaza amarilla
- 1 cucharadita de extracto de limón puro
- 1 cucharadita de ralladura de limón o naranja

BAÑO (OPCIONAL)

- 1 paquete (8 onzas) de queso crema bajo en grasa
- ½ taza de puré de zanahoria
- 2 cucharadas de jugo de naranja concentrado congelado
- ⅛ cucharadita de sal

1 Precalentar el horno a 350°F. Cubrir un molde para 12 panecillos con moldecitos de papel para panecillos.

2 En el cuenco de una mezcladora eléctrica, mezclar las claras de huevo, la crema de tártaro y la sal. Batir hasta que las claras de huevo aumenten al doble su volumen y se formen picos puntiagudos, de 4 a 5 minutos. Agregar la harina, el azúcar, el puré de calabaza, el extracto de limón y la ralladura; usando una espátula de goma, unir suavemente estos ingredientes con las claras de huevo sólo hasta que se mezclen.

3 Repartir la masa entre los moldecitos de panecillos y hornear hasta que la parte de arriba de las magdalenas estén ligeramente doradas y mullidas al tacto, de 18 a 20 minutos. Sacar las magdalenas y poner sobre una rejilla para que se enfríen.

4 Para el baño, batir el queso crema, el puré de zanahoria, el jugo de naranja concentrado y la sal en un cuenco mediano hasta que la mezcla esté cremosa y homogénea. Extender el baño sobre las magdalenas ya frías.

5 Conservar en un recipiente hermético a temperatura ambiente hasta por 2 días o envolver individualmente y guardar en el congelador hasta por 1 mes.

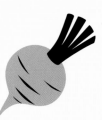

Pastel de Chocolate

(CON REMOLACHAS)

Resulta que este pastel de chocolate tradicional y delicioso, está fortificado con remolachas. ¡Una alternativa fabulosa para el pastel de cumpleaños usual!

Preparación: 15 minutos • Total: 55 minutos • Porciones: un pastel

MASA

- Atomizador de aceite vegetal
- 1 taza de azúcar rubia o morena, compacta
- ¼ taza de aceite vegetal o canola, o margarina para untar sin grasas trans
- 1 huevo grande
- 2 claras de dos huevos grandes
- 3 onzas de chocolate semiamargo o amargo, derretido y enfriado
- ½ taza de puré de remolacha
- ½ taza de suero de leche bajo en grasa (1 por ciento)
- 1 cucharadita de extracto de vainilla puro
- 2 tazas de harina común
- 1 cucharadita de bicarbonato de sodio
- ¼ cucharadita de sal

BAÑO DE QUESO CREMA

- 1 paquete (8 onzas) de queso crema bajo en grasa
- ¾ taza de azúcar glasé
- ½ taza de cacao en polvo no endulzado
- 1 cucharada de extracto de vainilla puro

1 Precalentar el horno a 350°F. Rociar una bandeja para horno de 9 pulgadas con un atomizador de aceite vegetal.

2 En un cuenco grande o en el cuenco de una mezcladora eléctrica, batir el azúcar con el aceite o la margarina hasta que la mezcla esté cremosa. Agregar los huevos enteros y las claras de huevo una a la vez, batiendo bien después de cada adición. Añadir y batir el chocolate derretido, el puré de remolacha, el suero de leche y la vainilla.

3 Agregar la harina, el bicarbonato de sodio y la sal y batir hasta que la mezcla quede cremosa y homogénea.

4 Verter la masa en la bandeja y hornear hasta que un palillo salga limpio cuando se lo introduzca en el centro, de 35 a 40 minutos. Dejar que el pastel se enfríe en la fuente antes de sacarlo y ponerlo sobre una rejilla para que se enfríe totalmente.

5 Mientras tanto, preparar el baño. Batir el queso crema con el azúcar glasé, el cacao en polvo y la vainilla hasta que la mezcla esté homogénea y cremosa. Cortar el pastel por la mitad, horizontalmente. Extender el baño por arriba y entre las dos capas del pastel ya frío.

6 Refrigerar en un recipiente hermético hasta por 4 días.

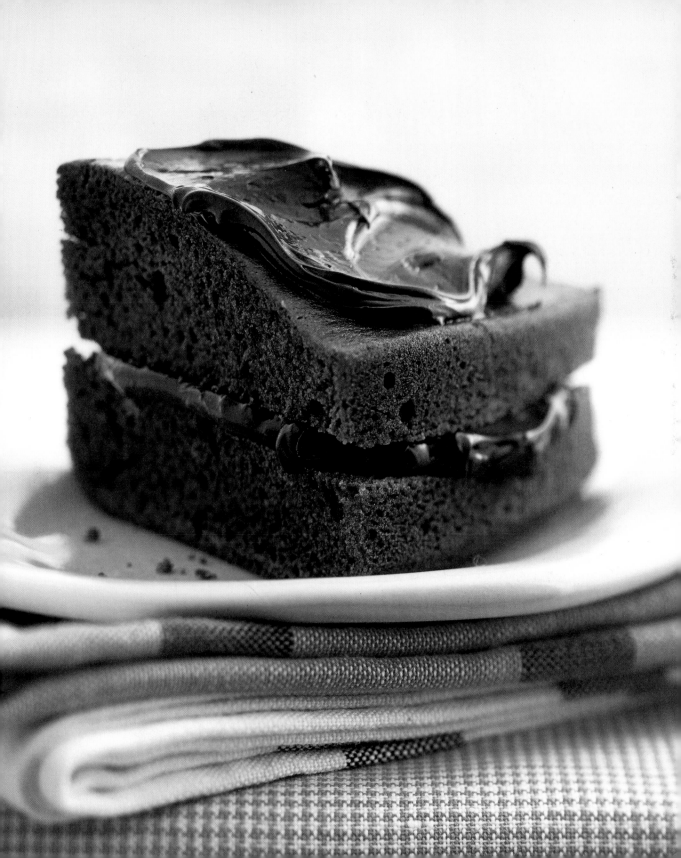

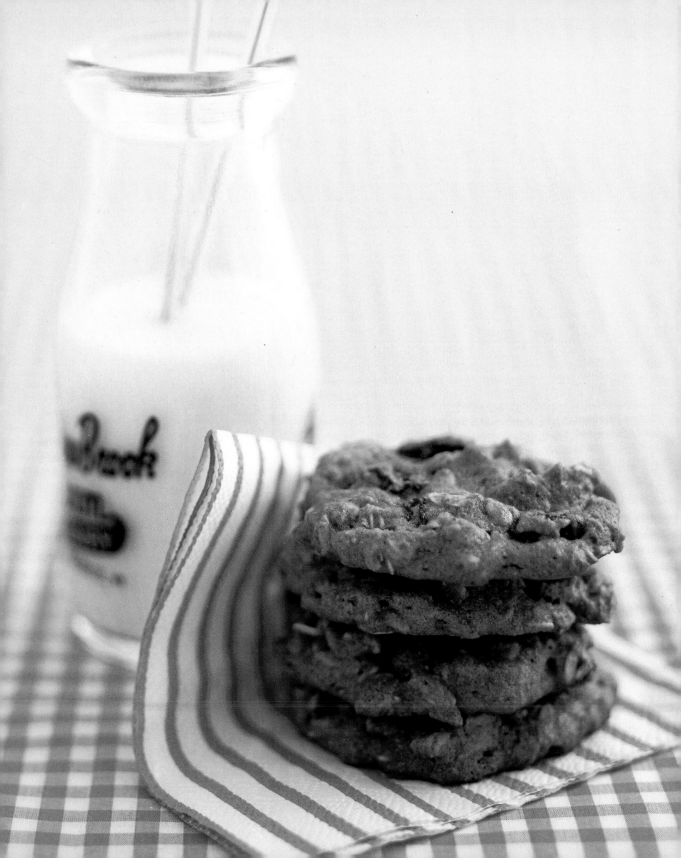

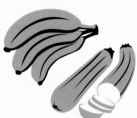

Galletas de Avena y Pasas de Uva

(CON BANANA Y CALABACÍN)

Las favoritas de Jerry. No uses la mezcladora eléctrica, hará que las galletas salgan duras.

Preparación: 20 minutos • Total: 35 minutos • Porciones: 2 docenas de galletas

- **Atomizador de aceite vegetal**
- **1 taza de harina integral**
- **1 taza de avena enrollada**
- **1 cucharadita de bicarbonato de sodio**
- **½ cucharadita de sal**
- **¼ cucharadita de canela**
- **¾ taza de azúcar rubia o morena, compacta**
- **6 cucharadas de margarina para untar sin grasas trans, fría**
- ½ taza de puré de banana
- ½ taza de puré de calabacín
- **1 clara de un huevo grande**
- **½ taza de pasas de uva**
- **½ taza de nueces picadas (opcional)**

1 Precalentar el horno a 350°F. Rociar dos planchas para horno con un atomizador de aceite vegetal o cubrir con pergamino de cocina.

2 En un cuenco o una bolsa herméticamente cerrada, mezclar la harina, la avena, el bicarbonato de sodio, la sal y la canela y sacudir o revolver para mezclar.

3 En un cuenco grande, batir el azúcar y la margarina con una cuchara de madera ligeramente, no mezclar demasiado. Agregar los purés de banana y de calabacín y la yema de huevo y revolver hasta unirlo todo. Agregar la mezcla de harina, las pasas de uva y las nueces, si se desea usarlas, y revolver para mezclar.

4 Pasar la masa a las planchas para horno, dejando caer cucharadas colmadas de masa con una distancia de 1 pulgada entre ellas. Hornear hasta que estén doradas, de 12 a 15 minutos. Dejar que las galletas se enfríen sobre las planchas para horno de 4 a 5 minutos, sólo hasta que estén lo suficientemente firmes como para manipularlas, entonces pasarlas a una rejilla para que se enfríen totalmente.

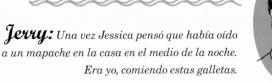

Jerry: *Una vez Jessica pensó que había oído a un mapache en la casa en el medio de la noche. Era yo, comiendo estas galletas.*

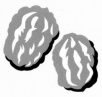

Panecillos con Pedacitos de Chocolate

(CON CIRUELAS SECAS O DÁTILES)

Esta es una merienda deliciosa a la tarde o después de la escuela.

Preparación: 10 minutos • Total: 35 minutos •
Porciones: 12 panecillos • Sirve para llevar

- Atomizador de aceite vegetal
- ¼ taza de ciruelas secas o dátiles
- ½ taza de azúcar rubia o morena, compacta
- 4 cucharadas de margarina para untar sin grasas trans
- ¾ taza de suero de leche bajo en grasa (1 por ciento)
- ¾ taza de pedacitos de chocolate semiamargo
- 1 clara de un huevo grande
- 2 cucharaditas de extracto de vainilla puro
- 2 tazas de harina integral para repostería o harina común
- 1 cucharadita de polvo de hornear
- 1 cucharadita de bicarbonato de sodio
- ½ cucharadita de sal
- ¼ taza de germen de trigo tostado

1 Precalentar el horno a 350°F. Rociar un molde para 12 panecillos con un atomizador de aceite vegetal o cubrirlo con moldecitos de papel para panecillos.

2 Poner las ciruelas secas o los dátiles en la licuadora o una mini trituradora con ¼ taza de agua caliente y hacerlos puré hasta que la mezcla esté cremosa y homogénea.

3 En un cuenco grande de mezclar, batir el azúcar y la margarina con una cuchara de madera hasta que esté cremosa. Añadir revolviendo el suero de leche, los pedacitos de chocolate, el puré de ciruelas o dátiles, la clara de huevo y la vainilla.

4 Agregar la harina, el polvo de hornear, el bicarbonato de sodio y la sal y revolver sólo hasta que esté bien mezclado; no mezcles demasiado. Deberían quedar algunos grumos en la masa.

5 Distribuir la masa entre los moldecitos para panecillos. Espolvorear la parte de arriba con germen de trigo. Hornear hasta que la parte de arriba de los panecillos esté ligeramente dorada y un palillo salga limpio cuando se lo introduzca en el centro, de 20 a 25 minutos. Sacar los panecillos y ponerlos sobre una rejilla para que se enfríen.

6 Conservar en un recipiente hermético a temperatura ambiente hasta por 2 días o envolver individualmente y guardar en el congelador hasta por 1 mes.

Ahorra Tiempo

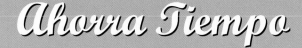

LOS ATAJOS no sólo son buenos, ¡son necesarios!

1 Si yo estoy muy corta de tiempo, a menudo uso vegetales en lata o congelados; revisa la etiqueta para asegurarte de que no tienen azúcar ni otros aditivos.

2 Los vegetales precortados son más caros pero son fantásticos para hacer los purés (yo prefiero los frescos para preparar picaderas. Úsalos tan pronto como puedas después de comprarlos; la vida de los vegetales cortados es significativamente más corta que la de los vegetales enteros.

3 Los purés también pueden ser agregados a alimentos comprados tales como los macarrones con queso y las mezclas para pasteles en caja. Yo te recomiendo agregar los purés gradualmente, probando después de cada adición de modo que puedas verificar el sabor que prefiere tu familia.

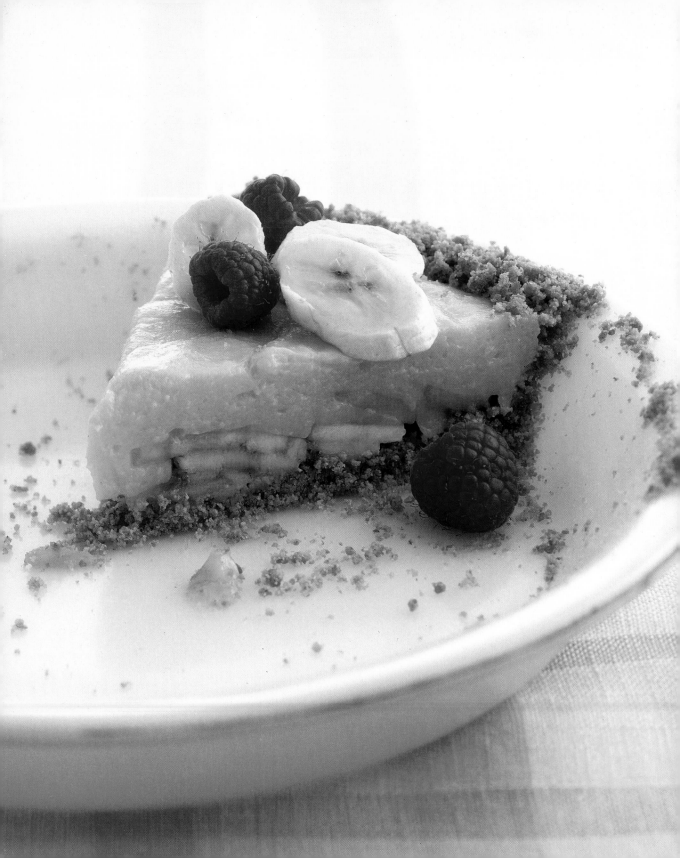

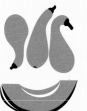

Pastel de Budín de Banana

(CON MELÓN Y CALABAZA AMARILLA)

Este postre es un gran éxito entre los chicos, así como entre los adultos. Me encanta servirlo helado, es una forma maravillosa de terminar el brunch de un fin de semana.

**Preparación: 20 minutos • Total: 75 minutos
(3 horas si se lo refrigera) • Porciones: 8**

- **2 paquetes (3 onzas) de mezcla para budín instantáneo de manzana**
- **1½ tazas de puré de melón**
- **½ taza de puré de calabaza amarilla**
- **¼ taza de agua**
- **1 banana grande, cortada en rebanadas finas (aproximadamente ½ taza), y otra más cortada en rebanadas para adornar**
- **1 base (9 pulgadas) de galletas Graham comprada (Arrowhead Mills tiene una versión más saludable)**
- **½ pinta de frambuesas frescas**
- **8 ramitos de menta fresca (opcional)**

1 En un cuenco grande, combinar la mezcla para budín, los purés de melón y de calabaza y el agua, y revolver con una cuchara de madera hasta que la mezcla esté cremosa y homogénea.

2 Extender las rebanadas de banana en una sola capa sobre la base para pastel. Verter la mezcla de budín sobre las bananas y alisar. Tapar y enfriar hasta que esté firme, aproximadamente 3 horas, o poner en el congelador por 1½ horas.

3 Justo antes de servir, decorar con frambuesas, rebanadas de banana y ramitos de menta, si lo deseas.

Joy: Gracias a las frambuesas y al puré de melón escondido, una porción de este postre placentero provee grandes cantidades de vitamina C, de beta caroteno y fibra.

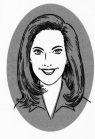

LOS ABCs DE LA NUTRICIÓN

Vitaminas

Las vitaminas son sustancias químicas que el cuerpo necesita en muy pequeñas cantidades para crecer y funcionar correctamente. Obtenemos las vitaminas cuando comemos tanto plantas como animales. Si no ingerimos suficientes (o comemos demasiadas) vitaminas, el cuerpo puede enfermarse.

LA VITAMINA A es importante para tener una vista saludable y para la visión nocturna. Ayuda al crecimiento de huesos y dientes saludables y al desarrollo de una piel saludable. (Es mejor recibir la vitamina A en forma de beta caroteno un nutriente que se encuentra en los vegetales naranjas o verdes y que nuestro cuerpo transforma en Vitamina A de acuerdo a como lo necesite.) Buenas fuentes de Vitamina A (en la forma de beta caroteno) son:

- Los vegetales naranjas como las zanahorias, las batatas, la calabaza, el zapallo y el albaricoque
- Los vegetales de hoja verde oscuro

Recomendaciones Diarias
- 1 a 3 años: 300 mcg/1000 IU
- 4 a 8 años: 400 mcg/1333 IU
- 9 a 13 años: 600 mcg/2000 IU

LA VITAMINA B6 es importante en el desarrollo de las hormonas, las enzimas y la hemoglobina (células rojas de la sangre). También ayuda a fabricar anticuerpos e insulina, y ayuda a mantener el funcionamiento normal del cerebro. Buenas fuentes de esta vitamina son:

- Los cereales fortificados
- Las legumbres
- Los vegetales
- Las bananas
- Los huevos
- La carne (de res, de cerdo y el pollo)

Recomendaciones Diarias
- Niños hasta 3 años: 0.5 mg
- 4 a 8 años: 0.6 mg
- 9 a 13 años: 1 mg

LA VITAMINA B12 ayuda a aumentar la hemoglobina (células rojas de la sangre) y ayuda a mantener saludables las células nerviosas. También es necesaria en la fabricacion de ADN, el material genético que se encuentra en todas las células. Buenas fuentes de esta vitamina son:

- El pescado
- Los moluscos
- Las carnes
- Los productos lácteos

Recomendaciones Diarias
- Niños hasta 3 años: 0.9 mcg
- 4 a 8 años: 1.2 mcg
- 9 a 13 años: 1.8 mcg

EL ÁCIDO FÓLICO es necesario para el crecimiento normal y el mantenimiento de todas las células. También ayuda en el desarrollo de las células de la sangre y el ADN. El ácido fólico se encuentra en:

- Los vegetales de hojas verde oscuro
- Los aguacates
- Las remolachas
- El brócoli
- El jugo de naranja
- Las fresas

Recomendaciones Diarias

- 1 a 3 años: 150 mcg
- 4 a 8 años: 200 mcg
- 9 a 13 años: 300 mcg

LA VITAMINA C ayuda a los niños a luchar contra las infecciones al respaldar las funciones inmunológicas de las células. También ayuda a aumentar el colágeno y a mantener los tejidos del cuerpo, así como a curar los cortes y las heridas. Buenas fuentes de Vitamina C son:

- Los pimientos rojos, verdes y amarillos
- Las fresas
- Las naranjas y los pomelos
- El brócoli
- Los repollitos de Bruselas

Recomendaciones Diarias

- 1 a 3 años: 15 mg
- 4 a 8 años: 25 mg
- 9 a 13 años: 45 mg

LA VITAMINA D ayuda a absorber el calcio y es necesaria en el desarrollo de huesos y dientes fuertes. Buenas fuentes de esta vitamina son:

- La leche
- El salmón silvestre (fresco o en lata), las sardinas y otros pescados grasosos
- Las yemas de huevo
- Los alimentos fortificados con vitamina D

Recomendaciones Diarias

- Los niños y adolescentes necesitan 5 mcg

LA VITAMINA E es un antioxidante, lo que significa que ayuda a proteger las células saludables de cualquier daño. También es importante para las células rojas de la sangre. Buenas fuentes de esta vitamina son:

- Los aceites vegetales
- Los aguacates
- Las frutas secas
- Las semillas
- El germen de trigo
- Los alimentos fortificados con vitamina E

Recomendaciones Diarias

- Niños hasta 3 años: 6mg
- 4 a 8 años: 7mg
- 9 a 13 años: 11 mg

LA VITAMINA K es conocida porque ayuda a la coagulación de la sangre después de una herida. Buenas fuentes de vitamina K son:

- Los nabos verdes
- El brócoli
- La col rizada
- La espinaca
- El repollo
- El espárrago
- La lechuga verde oscura

Recomendaciones Diarias

- Niños hasta 3 años: 30 mcg
- 4 a 8 años: 55 mcg
- 9 a 13 años: 60 mcg

Minerales

Dos de los minerales más importantes para los chicos son el hierro y el calcio—el potasio es otro sobre el que hay que estar atento.

EL HIERRO es la clave en el transporte del oxígeno. Si tu niño come carne (de res, de cerdo, de aves, moluscos y huevos) no te tienes que preocupar. El hierro de fuentes animales (llamado hierro heme) es mejor absorbido que el de las plantas (llamado hierro no heme). Si tu chico no es un gran comedor de carne, puede consumir suficiente hierro de los frijoles, los frutos secos, las semillas, los cereales fortificados y aun de las pasas de uva y la espinaca. Para ayudar a incrementar la absorción de hierro, agregar vitamina C a una comida (por ejemplo: pimientos rojos, tomates y salsa de tomate, papas, fresas, brócoli y frutos cítricos).

Recomendaciones Diarias
- 1 a 3 años: 7 mg
- 4 a 8 años: 10 mg
- 9 a 13 años: 8 mg

EL CALCIO es la clave para la salud de los huesos pero también ayuda a que los músculos funcionen óptimamente y regula la presión arterial.

Recomendaciones Diarias
- 1 a 3 años: 500 mg
- 4 a 8 años: 800 mg
- 9 a 18 años: 1300 mg

EL POTASIO regula la presión arterial y juega un rol importante en la salud del corazón en general.

EL MAGNESIO ayuda a regular los niveles de azúcar en la sangre y es importante para la salud del corazón en general.

Antioxidantes

Los antioxidantes incluyen muchas sustancias químicas diferentes, tales como la vitamina C y la D, el selenium mineral y los carotenoides (el más famoso carotenoide es el beta caroteno, hallado en la calabaza y las zanahorias, que el cuerpo convierte en vitamina A). Los antioxidantes parecen ser importantes por diferentes razones, una de las cuales es que ayudan a prevenir que sustancias dañinas llamadas "radicales libres" dañen células saludables en el cuerpo. Por lo tanto se ha demostrado que son útiles para prevenir el cáncer y las enfermedades cardíacas.

Índice

Agradecimientos

Quiero compartir de todo corazón el mérito de este libro con aquellos que lo hicieron mejor de lo que yo podría haberlo hecho sola: Stephanie Lyness, Chef Jennifer Iserloh, Lia Ronnen, Joy Bauer, el Dr. Mehmet Oz y la Dra. Roxana Mehran. Sus contribuciones a este libro son inconmensurables e invalorables. En especial Stephanie Lyness, que con su habilidad para darle forma a mi trabajo, organizarlo y fortalecerlo, se convirtió en mi salvavidas desde el principio. La maravillosa Chef Jen trabajó pacientemente conmigo para crear y probar (infinitamente) nuestras recetas, de modo que fueran adecuadas para una familia, obtuvieran la aprobación de Joy Bauer y, lo mejor de todo, fueran deliciosas. Como gerente de proyecto, Lia Ronnen, vivió cada momento de este libro conmigo, siempre con una sonrisa. Ella, junto con Charlie Melcher, el director de arte Paul Kepple de Headcase Design, la fotógrafa Lisa Hubbard y el ilustrador Steve Vance, fueron magistrales al ayudarme a crear el producto final: este hermoso libro.

Lo más importante, la evolución de este libro comienza con Elizabeth Wiatt y Jennifer Rudolph Walsh, por su confianza instantánea en esta idea. Jane Friedman, Joe Tessitore, Kathryn Huck, y el equipo de HarperCollins le brindaron a este libro un hogar muy feliz.

Sin mi familia y mis amigos hubiera sido imposible imaginarse que este libro existiera.

Mi increíble equipo en Baby Buggy, encabezado por Claudia Fleming, que me ayudó a apartarme un paso y concentrarme en las recetas y en escribir por un rato.

Elizabeth Clark Zoia, Tom Keaney, Steven Rubenstein, Ricky Strauss, Rich Ross, Hal Petri, Martha Lebrón, Sofija Sefa, Rosie Aquino, Ricardo Souza, Kate Fenneman, Dra. Pat Schimm, Dra. Jean Mandelbaum y la Dra. Barbara Landreth tendrán mi infinito agradecimiento por siempre por su enorme apoyo.

Gracias adicionales a Eric Zohn, Lee Eastman, Cara Stein y Rachel Nagler.

Ellen Rakieten, Tina Sharkey, Alexandra Wentworth, Ally Lieberman, Rain Kramer, Sarah Easley, Courtney Denaro, Stefani Greenfield, Narciso Rodriguez, Bette Ann y Charles Gwathmey, SJP y Carolyn Liebling, tienen mi más profundo agradecimiento por su amor y amistad infinitos.

Como siempre, quiero expresar el amor más profundo que pueda ponerse en palabras, y mi reconocimiento, a mi abuela Eleanor Furman, mis padres Ellen y Karl Sklar, mis hermanas Rebecca Shalam y Elzy Wick. A mi esposo, mi amor. Y a Sascha, Julian y Shepherd, espero que este libro les sirva para recordar cuánto amo cada pulgada de ustedes, por dentro y por fuera.

Finalmente y, lamentablemente, debo reconocer la presciencia de Chris Rock, quien años atrás me dijo "Bien, ahora que estás casada con una celebridad, el libro de cocina es sólo una cuestión de tiempo."

—*Jessica Seinfeld, 2007*